中医特色疗法治百病丛书

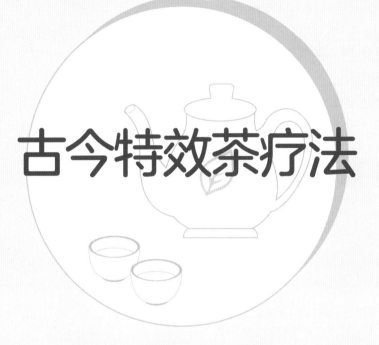

古今特效茶疗法

程 伟 主编

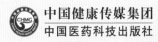

中国健康传媒集团
中国医药科技出版社

内 容 提 要

本书根据中医理论，以取材便利、制作简易、安全实用为原则，精选了最适合防病治病的古今茶疗方，以帮助人们更好地利用药茶养生治病疗疾。本书内容包括茶疗基础，内科病症、妇科病症、儿科病症、五官科病症、皮肤科病症、伤外科病症、男科病症茶疗法，还介绍了一些防癌抗癌茶疗法、养生茶疗法，收录了常见病茶疗良方，用简单、精准的方法，告诉人们药茶的制法用法、功效等，让人们在品尝佳饮中防治疾病，益寿延年。

本书可为家庭和个人养生保健、防病疗疾提供指导，也可为医疗、科研、生产单位等研究开发茶饮提供参考。

图书在版编目（CIP）数据

古今特效茶疗法 / 程伟主编 . — 北京：中国医药科技出版社，2019.10
（中医特色疗法治百病丛书）
ISBN 978-7-5214-1334-2

Ⅰ . ①古… Ⅱ . ①程… Ⅲ . ①茶叶－食物疗法 Ⅳ . ① R247.1

中国版本图书馆 CIP 数据核字（2019）第 200334 号

美术编辑 陈君杞
版式设计 锋尚设计

出版 **中国健康传媒集团** | **中国医药科技出版社**
地址 北京市海淀区文慧园北路甲 22 号
邮编 100082
电话 发行：010-62227427 邮购：010-62236938
网址 www.cmstp.com
规格 710×1000mm ¹/₁₆
印张 18¹/₄
字数 310 千字
版次 2019 年 10 月第 1 版
印次 2024 年 4 月第 2 次印刷
印刷 河北环京美印刷有限公司
经销 全国各地新华书店
书号 ISBN 978-7-5214-1334-2
定价 59.00 元

获取新书信息、投稿、为图书纠错，请扫码联系我们。

前言

　　茶，源于中国，中国人发现并利用茶据说始于神农时代，至少有4700年历史了。我国是茶树发源地，也是发现和利用茶叶最早的国家，茶文化历史悠久，源远流长，中国饮茶之久、茶区之广、茶艺之精、名茶之多、品质之好，堪称世界之最。近年来，随着人类文明程度的提升，茶作为一种健康饮品，跻身于世界三大饮品行列，其内涵与功能也在与时俱进。中国传统认为，饮茶对于人类的益寿保健有很大好处，数千年来，中医视茶若药，随着医药卫生知识的日益普及，人们在日常生活中使用药茶自我疗治已经渐渐成为可能，小病可用药茶对症自疗，大病可用药茶辅助治疗。药茶不仅可以治病，无病者还可以用来防病，年老体弱者可益智养生、延年增寿，年轻人可增加精力，健身防病；药茶还具有美容功效，能使人润肤美容，青春焕发。

　　本书根据中医理论，以取材便利、制作简易、安全实用为原则，精选了最适合防病治病的古今茶疗方，以帮助人们更好地利用药茶养生治病疗疾。本书内容包括茶疗基础、内科病症、妇科病症、儿科病症、五官科病症、皮肤科病症、伤外科病症、男科病症、防癌抗癌、养生茶疗法，收录了常见病茶疗良方，用简单、精准的方法，介绍药茶的制法用法、功效等，让您在品尝佳饮中防治疾病，益寿延年。

　　本书可为家庭和个人养生保健、防病疗疾提供指导，也可为医疗、科研、生产单位等研究开发茶饮提供参考。

　　由于茶文化博大精深，书中难免有疏漏之处，敬请广大读者提出宝贵意见以利今后改进提高。

编者

2019年6月

目录

第一章

茶疗基础

- 茶的有效成分
- 茶疗制剂
- 茶疗注意事项

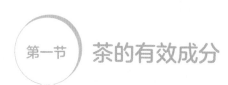

第一节 茶的有效成分

茶的成分很复杂，据报道，到目前为止已经分离鉴定的化合物有500余种，其中有机化合物包括450余种，无机物营养素也有几十种（表1-1），唐代陈藏器《本草拾遗》中提到："诸药为各病之药，茶为万病之药。"虽较夸张，但也说明了茶具有非常广泛的治疗作用。现代药理研究显示，茶确具有多方面的药理作用，有些是由单一成分来完成的，有些则是由多个成分联合完成的，更有的是由成分间互补协同而完成的。因此，在某种意义上讲，茶对机体药理效果的发挥也是茶多种成分综合作用的结果。

表1-1　茶叶的主要化学成分

分类	功效成分	占鲜叶重（%）	占干物重（%）
水分		75~78	
干物质	蛋白质	22~25	20~30
	氨基酸		1~4
	生物碱		3~5
	茶多酚		20~35
	糖类		20~25
	有机酸		~3
	类脂类		~8
	色素		~1
	芳香物质		0.005~0.03
	维生素		0.6~1.0

一、生物碱类

茶叶中的生物碱，主要包括咖啡碱（又名咖啡因）、茶碱和可可碱，三者均属于甲基嘌呤类化合物，是一类重要的生理活性物质。三者的药理作用也非常相似，如表1-2所示。

表1-2　茶叶中三种生物碱的药理作用比较

名称	茶叶中含量（%）	兴奋中枢	兴奋心脏	松弛平滑肌	利尿
咖啡碱	2~5	+++	+	+	+
茶碱	0.06	++	+++	+++	+++
可可碱	0.002	+	++	++	++

因为茶叶中茶碱的含量较低，而可可碱在水中的溶解度不高，所以在茶叶生物碱中，起主要药效作用的是咖啡碱。

咖啡碱是茶叶中含量很高的生物碱，通常含量为2%~5%。每150毫升的茶汤中含有40毫克左右的咖啡碱。咖啡碱具有弱碱性，能溶于水，特别是热水。通常在80℃水温中即能溶解。咖啡碱还经常和茶多酚呈络合状态存在，因此与游离状态的咖啡碱在生理功能上有所不同，不得单纯从含量来看问题。在对咖啡碱安全性评价的综合报告中，其结论为：在人们正常的饮用剂量下，咖啡碱对人无致畸、致癌和致突变作用。

咖啡碱药理作用包括：①兴奋神经中枢，缓解疲劳，提高劳动效率；②抵抗酒精、烟碱、吗啡等的毒害作用；③对中枢和末梢血管系统以及心脏有兴奋和强心作用；④增加肾血流量，提高肾小球滤过率，具有利尿作用；⑤松弛平滑肌，能够缓解气管和胆管痉挛；⑥控制下丘脑的体温中枢，有调节体温的作用；⑦直接兴奋呼吸中枢；⑧助消化作用。

二、多酚类

多酚类化合物是一类以儿茶素（约占总量的70%）为主体的具生物氧化作用的酚类化合物，已经发现有30多种。其含量可因茶的品种、制作方法等不同而波动较大。绿茶中通常含量为干重的15%~35%，甚至有的品种超过40%。而红茶，由于发酵使茶多酚大部分氧化，因此含量低于绿茶，大约为10%~20%，茶叶中多酚类物质主要是由儿茶素类、黄酮类化合物、花青素和酚酸组成，以儿茶素类化合物含量最高，大约占茶多酚总量的70%。儿茶素类中，以下列4种为最重要：表儿茶素（EC）、表没食子儿茶素（EGC）、表儿茶素没食子酸酯（ECG）以及表没食子儿茶素没食子酸酯（EGCG）。这是茶叶药效的主要活性组分。

黄酮类物质又称为花黄素，是形成绿茶汤色的主要物质之一，含量约占干物质总量的1%~2%。花青素有苦味，紫色芽中花青素含量较高，如花青素多，茶叶品质较差，会造成红茶发酵困难，影响汤色的红艳度；对绿茶品质更加不利，会造成滋味苦涩、叶底青绿等弊病。茶叶中酚酸含量较低，如没食子酸、茶没食子素、绿原酸、咖啡酸等。

茶多酚的药理作用包括：①降低血脂；②抑制动脉硬化；③增强毛细血管功能；④降低血糖；⑤抗氧化、抑制自由基、抗衰老；⑥抗辐射；⑦杀菌、消炎；⑧缓解致病菌对抗生素的抗药性；⑨抗癌、抗突变等。

儿茶素具有维生素P作用、抗放射性损伤以及治疗偏头痛的作用。

黄酮类及其苷类化合物可起维生素P作用，有助于维生素C的吸收，防治坏血病，且具有一定的利尿作用。

近年来，茶多酚已经广泛地应用于食品业和精细化工业，作为抗氧化剂使用。1990年，美国医学基金会主席指出：茶多酚将是21世纪对人体健康产生巨大效果的化合物。目前，我国生产茶多酚的工厂已经有数十家，远销国外。

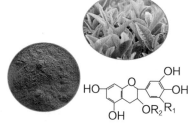

三、维生素类

茶叶中含有丰富的维生素类，是维持人体健康以及新陈代谢所不可缺少的物质。通常分为水溶性维生素（以维生素B、维生素C最重要）和脂溶性维生素（以维生素A、维生素E为最重要）两类。

维生素B族的含量通常为每1千克茶叶（干重）100~150毫克。其中，维生素B_3（烟酸）的含量是B族中最高的，约占B族含量的一半。因为维生素B_3在人体内以烟酰胺形式起作用，是辅酶Ⅰ与辅酶Ⅱ的重要组成成分。如果缺乏，会使肝脏和肌肉中辅酶含量明显减少，引起癞皮病。所以，茶叶由于含有较多的维生素B_3，有助于预防和治疗癞皮病等皮肤病。茶叶中维生素B_1（硫胺素）含量较蔬菜高。维生素B_1的功效是维持神经、心脏以及消化系统功能正常，并有促进人体糖代谢的作用，因此有助于脚气病、多发性神经炎、心脏与胃功能障碍的防治。维生素B_2（核黄素）的含量大约为每100克茶叶（干重）10~20毫克。维生素B_2缺乏的病变多见于眼部、皮肤与黏膜交界处，因此饮茶对维持视网膜正常功能，预防角膜炎、结膜炎、脂溢性皮炎、皮炎、口角炎都有良好的作用。维生素B_5（泛酸）是一种复杂的有机酸，参与代谢的多种生物合成与降解。泛酸具有抗脂肪肝，预防动脉粥样硬化，防治由于泛酸缺乏引起的皮肤炎、毛发脱落、肾上腺病变等作用。维生素B$_{12}$（叶酸）含量非常高，约为茶叶（干重）的0.5～0.7毫克/千克。它参与人体核苷酸生物合成及脂肪代谢功能。

茶叶中维生素C含量比较高，高级绿茶中维生素C的含量可高达0.5%。维生素C对人体有多种好处：它能防治坏血病；增加机体抵抗力；帮助创口愈合；促使脂肪氧化，排出胆固醇，从而对由血脂升高而导致的动脉硬化有防治作用；维生素C还参与人体内物质的氧化还原反应，具有解毒作用，有助于将人体内有毒的重金属离子排出体外；另外，维生素C还具有抑制致癌物质亚硝胺和癌细胞增殖的作用，有显著的抗癌效应。在正常饮食情况下，每天饮好茶3～4杯，基本上能够满足人体对维生素C的需求。

在茶叶中还包含不少脂溶性维生素，如维生素A、E、K等，它们对人体正常生理也非常重要。茶叶中的维生素A原（胡萝卜素）的含量比胡萝卜还高，它能够维持人体正常发育，如能保持上皮细胞正常功能状态，预防角化，并能参加视网膜内视紫质的合成。维生素E（生育酚）主要存在于脂质组分中。它是一种抗氧化剂，能够阻止人体中脂质的过氧化过程，因此具有防衰老的效应。茶叶中维生素K的含量约每克成茶300～500国际单位，所以每天饮用5杯茶即可满足人体的需要。维生素K能够促进肝脏合成凝血素，故有益于人体的凝血与止血机制。

维生素虽然广泛存在于茶叶中，但是含量却也有多有少。通常绿茶多于红茶，优质茶中维生素含量高于劣等茶，春茶高于夏、秋茶。

因为脂溶性维生素难溶于水，茶叶用沸水冲泡也难以被吸收利用。所以，现今提倡适当"吃茶"来弥补这一缺陷，就是将茶叶制成超微细粉，添加在各种食品中，例如含茶豆腐、含茶面条、含茶糕点、含茶糖果、含茶冰淇淋等。食用这些茶食品，则可获得茶叶中所含的脂溶性维生素营养成分，能够更好地发挥茶叶的营养价值。

四、矿物质

茶叶中含有多种矿物质。其中，以磷和钾含量最高；其次为钙、镁、铁、锰、铝；微量成分有铜、锌、钠、硫、氟、硒等。这大部分的矿物质对人体健康是有益的。

微量元素氟在茶叶中含量明显高于其他植物。氟对预防龋齿和防治老年人骨质疏松有显著效果。

硒是人体谷胱甘肽氧化酶（GSH-PX）的必需组成，能够刺激免疫蛋白及抗体的产生，增强人体对疾病的抵抗力；又可以防治某些地方病，如克山病的发生；并且对治疗冠心病有效；还能够抑制癌细胞的发生和发展。据测定，中国紫阳绿茶含硒很高。另外，湖北省恩施地区的茶叶也含有丰富的硒。

锌可通过形成核糖核酸（RNA）与脱氧核糖核酸（DNA）聚合酶而直接影响核酸及蛋白质的合成，又可影响垂体分泌。因此，缺锌会使儿童和青少年生长发育缓慢，性腺功能减退。另外，锌还可益智与增强抗病力，不论对老少都非常有益。茶叶中锌的含量通常在35～50微克/克之间。

铁与铜都与人体的造血功能有关。铁在绿茶中可达80～260微克/克，红茶中达110～290微克/克。铁在人体中可以组成血红蛋白，参与体内氧和二氧化碳的运送；参与组成组织呼吸酶（如细胞色素氧化酶、过氧化氢酶等）。铜能够促进铁构成血红蛋白，是生物催化剂，又参与各种氧化酶的构成。

五、氨基酸与蛋白质

氨基酸是组成蛋白质的基础。能够溶于水直接被利用的蛋白质含量仅占1%～2%，这部分水溶性蛋白质是形成茶汤滋味的主要成分。茶叶中的氨基酸种类据报道已有25种。其中，茶氨酸的含量最高，占氨基酸总量的50%以上。众人皆知氨基酸是人体必需的营养成分。有的氨基酸与人体健康有密切关系，如谷氨酸、精氨酸能够降低血氨，治疗肝昏迷；蛋氨酸可以调节脂肪代谢，参与机体内物质的甲基运转过程，防止动物实验性营养缺乏引起的肝坏死；胱氨酸有促进毛发生长与预防早衰的功效；半胱氨酸能抗辐射性损伤，参与机体的氧化还原生化过程，调节脂肪代谢，预防动物实验性肝坏死。精氨酸、苏氨酸、组氨酸对促进人体生长发育以及智力发育有效，又可以增加钙与铁的吸收，预防老年性骨质疏松。

六、茶色素

茶叶中的色素包括脂溶性色素与水溶性色素两部分，含量仅占茶叶干物质总量的1%左右。脂溶性色素不溶于水，如叶绿素、叶黄素、胡萝卜素等。水溶性色素包括黄酮类物质、花青素及茶多酚氧化产物茶黄素、茶红素以及茶褐素等。脂溶性色素是形成干茶色泽和叶底色泽的主要成分。特别是绿茶、干茶色泽和叶底的黄绿色，主要取决于叶绿素的含量。绿、红、黄、白、黑及乌龙六大茶类的色泽，与茶中色素的组成和含量密切相关。

七、其他成分

茶叶中的糖类包括单糖、双糖及多糖三类。其含量占干物质总量的20%~25%。单糖与双糖又称可溶性糖，易溶于水，含量为0.8%~4%，是形成茶叶滋味的物质之一。茶叶中的多糖包括淀粉、纤维素、半纤维素以及木质素等物质，含量占茶叶干物质总量的20%以上。

茶叶中有机酸种类较多，含量是干物质总量的3%左右。茶叶中的有机酸通常为游离有机酸，如苹果酸、枸橼酸、琥珀酸、草酸等。在制茶过程中形成的有机酸，包括棕榈酸、亚油酸、乙烯酸等。茶叶中的有机酸是香气的主要成分之一，现在已发现茶叶香气成分中有机酸的种类达25种。

茶叶中的芳香物质主要指茶叶中挥发性物质。在茶叶化学成分的总含量中，芳香物质含量较少。成品绿茶的芳香物质以醇类与吡嗪类的香气成分含量较多，吡嗪类香气成分多在绿茶加工的烘炒过程中形成。红茶香气成分主要是醇类、醛类、酮类、酯类等香气化合物，它们多是在红茶加工过程中氧化形成。

酶是一种蛋白体，在茶树生命活动及茶叶加工过程中参与一系列由酶促活动而引起的化学变化，因此又被称为生物催化剂。茶叶中的酶较为复杂，种类较多，包括氧化还原酶、水解酶、裂解酶、磷酸化酶、移换酶以及同工异构酶等几大类。如绿茶加工过程中的杀青就是利用高温钝化酶的活性，在短时间内制止由酶导致的一系列化学变化，形成绿叶绿汤的品质特点。红茶加工过程中的发酵即是激化酶的活性，促使茶多酚物质在多酚氧化酶的催化下发生氧化聚合反应，形成茶黄素、茶红素等氧化产物，成就红茶红叶红汤的品质特点。

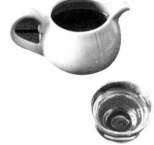

这些成分的含量虽然不高，但却具有独特的药效。例如茶叶中的脂多糖具有抗辐射和增加白细胞数量的功效；茶叶中几种多糖的复合物与茶叶脂质组分中的二苯胺，具有降血糖的功效。

第二节 茶疗制剂

茶疗的制剂和茶疗的用法有关。从中药的制剂理论上来说，制剂与炮制同属中药的加工过程。炮制在先，是单味原药的加工，其成品称为饮片。制剂在后，是在饮片的基础上的进一步加工，包括配伍、精制、成型等内容。制剂的目的在于更快、更全面地保证疗效的发挥，提高口感，便于应用，以及避免可能存在的副作用。

茶疗的制剂范围很广，内容较多。从中医传统应用方面，包括茶剂、散剂、丸剂、锭剂、膏剂等；采用现代制药方法制成者，还有速溶茶、袋泡茶、片剂、口服液等。另外，还有与药膳有关的茶疗。

一、茶疗的方剂

方剂，即处方，是中医辨证论及理法方药中的重要环节。方，方法也；剂，调和也（从齐立意）。中医虽然有不少单方，即仅由一味药组成的方子，最著名的古方如独参汤，民间验方如白茅根汤，但从整体而言，绝大多数是复方，即由两味药至十来味药组成。如丸方和膏方，则多至数十味。这种选药组方，也有一个原则，无规矩则不成方圆。方剂的组合，称为配伍。

君，即主药；臣，即辅助主药起到主要治疗作用的辅药。例如风寒外感，需要用辛温发汗药来治疗。医圣创麻黄汤，麻黄即是君；辅以同属辛温的桂枝。佐有多种意思，一种是治疗兼证，有对症治疗的意思。风寒外感常伴有咳嗽、气喘，可配伍杏仁，即佐药。使也有多种意思，其中一种是调和诸药。甘草别名国老，因此常用之为使药。如上所述之麻、桂、杏、草四味配伍，就是麻黄汤的全方。

方剂从一两味至数十味都可配伍成方，究竟以用多少味较合适呢？从门诊来看，大多在十味上下。

历代与茶有关的方剂，古方中以川芎茶调散，民间方以午时茶最著名。

二、传统制剂

（一）茶剂

茶剂，严格地来说属于中药中的一种特定剂型，是由茶和中药加黏合剂混合后制成的固体制剂。通常呈方块状，也有粗末状者。最常用的茶剂有午时茶、天中茶。服用方法如同饮茶，泡饮或微煎均可。

茶剂是一类古老的制剂类型，历代有很多资料，明清以来格外盛行，上述天中茶、午时茶即当时产物。

（二）丸剂

中药丸剂的意义，可从如下两方面来考虑：从形式上，"丸者圆也"，就是小圆粒的制剂；从功用上，"丸者缓也"，需要经过崩解、溶化后才能吸收而发挥疗效，因此慢性调理病较宜。茶疗丸剂，大体上也是如此。

丸剂在现代已经较少应用，兹举例如下：南昌曾经出品一种"神曲茶"，是用和中、解表的中药共研细粉加六神曲打糊制成丸剂，主要用为消食化积。

（三）散剂

散，分散也。散剂，其实就是粉末状的中药制剂，通常是用饮片碾粉，较少用原生药制备。散剂在内服后的生物利用度虽然不及汤剂（已经水溶过程）快；但由于不需要丸剂的崩解过程，因此较易于吸收与发挥疗效。中药的散剂可以内服，也可以外用。内服散剂，又分直接内服和"煮散"两种。煮散大约与汤剂相同，即是加水煮后去滓服汤。茶剂散剂，也有上述的各种情况。

（四）锭剂

锭剂，是指药物经打粉、黏合后制成固体条块状的制剂。现举例说明如下。

将处方中药材饮片粉碎成粗末，加入适量黏合剂搅拌使混合均匀，制成适宜颗粒，以模型或压茶机制成定量的块状或饼状，放入40～50℃烘房或烘箱中干燥至含水量在3%以下，然后移入石灰干燥箱内，密闭贮存2～3天，用蜡纸袋或塑料袋包装密封。

黏合剂常用不同浓度的淀粉浆（通常为10%），也有用稀粥或六神曲等含有淀粉的药料制成的稀糊。

锭剂样药茶的制备，应尽可能缩短制作的时间，注意工具、环境和操作者的清洁卫生，避免发酵败坏。干燥的温度不宜过高，否则香气逸散且成品出现炸裂变形。含水量需严格控制在3%以下，烘干后至包装前应移入在石灰干燥箱中继续干燥和冷却，否则成品包装后容易"出汗"、返潮、变色、长霉或生虫。在贮存茶剂的箱内放置一带孔的塑料盒，盒内盛蘸有三氯甲烷（氯仿）的棉团，使其慢慢挥发，能够防止虫蛀。

锭剂型药茶服用时每取1～2块，以沸水冲泡，待崩解出汁，澄清饮服。或用布包微煮代茶频服。

（五）膏剂

膏剂，是将药物反复水煎，合并煎液，用文火慢慢熬煎浓缩，调入适量蜜或糖、饴糖之类收膏的制剂。通常呈半流质状。因系浓缩制剂，所以服用量小即可有效，应用十分便捷。因加有糖类，所以口感较好，老幼咸宜。服法包括直接吞服、开水化开服等。

茶的膏剂，比较著名的有云南出品的"普洱茶膏"。本品有和胃消食、醒酒、提神、化痰之效。其性较为温和，因此民间用治腿肚受寒，姜汤冲服。

三、现代制剂

（一）袋泡茶

袋泡茶是现代十分常用的一种新创制剂。茶和药的粉碎度为10～32目，按照规定量分装入特制的能耐沸水浸泡的滤纸袋中，外面套以印有说明及标签的纸袋或塑料袋，装盒密封。用时，将滤纸袋放入茶杯中，冲入沸水，浸泡10分钟后，其有效成分基本已经渗出，即可饮用。冲饮2～3次后，即可将滤纸袋连药渣取出弃去。

袋泡茶的特点有：①应用方便；②处方灵活（指茶加药类）；③色、香、味更接近饮茶本色；④茶汤清而无渣。

袋泡茶在茶加药情况下，其制备方法有繁简两种。一种是茶和中药饮片均粉碎、混匀后包装，因此袋中两者均可见到，方法如上。另一种是将中药经过粗提取，将提出的药液按一定比例喷于茶叶上，略加干燥，即可。这种袋泡茶仅见茶叶而不见中药。实际上，中药的浓汁吸附于茶叶表面，冲泡时即可溶出而发挥疗效。代茶，也常用袋泡茶的方法，例如番泻叶茶：番泻叶4克，陈皮、丁香各1克。上药制成12目粉，混合均匀，在105℃的热风下焙烘5分钟，放冷，装入滤纸袋，每袋6克。功效为通下导滞，主治便秘不通，积滞腹胀。每服一袋，沸水泡饮，临睡前一次服下。

袋泡茶型保健茶加工工艺流程图解如图1-1所示。

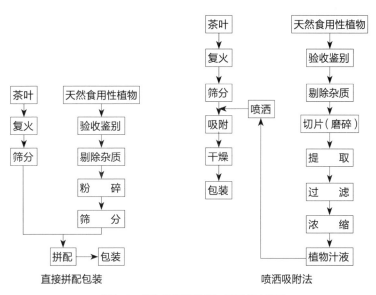

图1-1 袋泡茶型保健茶加工工艺流程图

（二）速溶茶

速溶茶，又称为可溶茶、结晶茶。顾名思义，它是一种结晶形，能够完全而且较快地溶解于水（无渣）的茶叶的新剂型。

速溶茶始于20世纪40年代，是近年来国际市场上比较盛行的茶叶新品种。从工艺上说，它是茶叶水溶部分再干燥的产品；从化学成分上来说，它基本上含有茶叶的诸多有效成分。因此，与饮茶（用茶叶泡饮或煎饮）并无两样，当然，色、香、味、形方面与饮茶相比会有些不足，但速溶茶本身也有很多优点，足以当之。所以，从动态上看，速溶茶的发展非常有前途，但在我国国内，其发展速度会慢一些，多数人仍喜欢用茶叶冲泡。不过在航空、旅游、行军、野外工作等情况下，速溶茶还是非常适用的，足以弥补一般饮茶方法的困难。

速溶茶的制造，通常用成品茶来再加工，但也可以用茶的鲜叶或半成品（毛茶），后两者要经济得多。通常都用沸水浸提法，即用沸水作为溶剂，将茶中水溶性部分快速地提取出来。浸提液经过过滤、浓缩、干燥等工艺过程，制成易溶于水且无渣的粉状、颗粒状、结晶状或小片状。其优点是比袋泡茶更加浓缩及方便，可能在口感及芳香气味上略有不及。

我国的速溶茶生产约在20世纪70年代末起步，首先在上海、杭州、长沙等地试产。初始时，研制的是真空冷冻干燥的产品；其后，研制了喷雾干燥的产品。这两种方法各有其优缺点。前者因为是在低温状态下进行干燥，所以能较好地保持茶的香味，但有费时多、能耗大、成本高的缺点。喷雾干燥法则可快速干燥，能耗小、成本低、成品流动性好，唯一的缺点就是香味散失较大。

速溶茶的品种也非常多。目前，除了纯粹的速溶红茶、速溶绿茶以外，还有使用速溶茶、果汁、香料、糖等配制的各种调味速溶茶。按照其溶解的性能，又可分为热溶和冷溶两大类，冷溶的工艺要求较高，热溶则比较接近于一般的饮茶。

速溶茶近几年来发展非常快，如印度、斯里兰卡、肯尼亚、乌干达等国都制造速溶茶；甚至一些不产茶的国家，例如美国、英国、德国、瑞典、加拿大等，也自行研制速溶茶。据估计，速溶茶占茶贸易总量的30%。不论是产量还是用量，均是美国第一。我国生产的纯速溶茶和调味速溶茶——柠檬茶，已在美国、法国、比利时等国及我国的港澳地区试销，颇受欢迎，国内市场也有大量供应。

（三）片剂

片剂，是将茶叶（茶加药者另有中药）按现代制药方法，通过提取（如水提醇沉、制浸膏法等），加适量赋形剂，轧片等过程，制成为小圆片状。服用方法与普通药片相同，开水送下即可。

（四）口服液

口服液，是将茶叶（茶加药者另有中药）按照现代制药方法，经过煎取、精制、加防腐剂与芳香剂、灭菌、灌封等过程，制成口服液。将瓶打开后，即可直接服用。

四、药膳与茶疗

食疗，在我国具有极其悠久的历史与丰富的经验。据《周礼》记载，当时的人类医学只有三个分科，其中就有"食医"，是食疗医务人员的最早记录。其他两个分科是"疾医"（内科）和"疡医"（外科）。可见，中国人对饮食防治疾病的研究以及临床应用是非常重视的。

食医所用的治疗方法，就是"食疗"。食疗，当然还包括饮食卫生的内容，同时还讲究在特殊情况下宜食什么，不宜食什么。《汉书·艺文志》就有《神农黄帝食禁》的记载，同时期还有很多"食禁""食经"（如陆羽曾经引用的《神农食经》）类著作，可视为食疗的早期著作。因为时代久远，这些著作都已失传。今日可见的较为系统的食疗著作大体上成书于唐代，略早于陆羽的《茶经》。在初唐著名医学家孙思邈所著的《千金要方》中，其第二十六卷是《食治》，有理论又有具体内容，可视为食疗的专著，因此后代有将此卷单独出版者。孙思邈的学生孟诜著成《食疗本草》，是关于食疗的经典著作。

食疗，犹如一树的总干。到了近代，又衍生出新枝。一是"药膳"，1981年由成都彭铭泉提出；一是"茶疗"，1983年由林乾良提出。其实，食疗和药膳大体同义，只是药膳略偏于菜肴。茶疗则属于两者中与茶叶或饮茶方式有关的部分。

主食方面，早在唐代陆羽《茶经》中就曾提出，"闻南方有蜀妪作茶粥卖"，说的是西晋时司隶校尉傅咸，知道在洛阳有个四川老妪做茶粥出售的事。可见，茶粥的历史十分悠久。饭中也可加茶叶。例如"鸡茶饭"，即用鸡肉丝沾以鸡蛋和面粉搅拌成浆后油炸熟，置于粳米饭上，撒以绿茶末、紫菜丝、细盐即可。

据日本名古屋丰茗会介绍，日本将茶用于饭食比较普遍。有的用茶汤烧饭、煮粥，有的用茶汤淘饭食（关西地区农民中比较常见）。日本各地商店均有用抹茶制成的面条出售，饭店里也有供应，品种还很多，如实心面、空心面、蛋奶面、炒面等。日本将茶用于主食的也非常多，有用茶叶做馒头、包子的，也有用茶叶与高级紫菜油炒后做盖浇饭的。

菜肴方面，不仅可入热炒，还可入汤。热炒中，以龙井虾仁最为知名，近年已经从杭州扩展应用到南北各地。虾仁与蛋清、淀粉、味精、盐、酒等混合，搅拌均匀；龙井茶沸水50毫升冲泡后，弃去多半茶汤待用。先炒虾仁，再入茶同炒，加葱及其他调料即可。本品色、香、味俱全，为国内外人士所喜爱。其他如孔府名菜茶烧肉、四川名菜樟茶鸭子等。汤方面，以清蒸茶鲫鱼或绿茶鲫鱼汤最为普遍。通常说来，两者没什么不同，只是前者强调用蒸法，汤少；后者或蒸或煮，汤较多。其他汤类，如龙井肉片汤、绿茶番茄汤等。

薛允连曾著有《香茗入肴别样鲜》，介绍茶肴数十种，举例如下。

翠尖白玉羹

材料：袋装豆腐一份，旗枪绿茶2克，开洋15克。

做法：先将汤水烧开，放入切成小块的豆腐，以及用水、酒各半浸泡涨好的开洋，下酒、盐、味精煮沸，撇去浮沫，再放入茶叶，改为小火略烧，待香味溢出，即勾芡，出锅时淋鸡油或色拉油即可。

龙井蛤蜊汤

材料： 蛤蜊250克，龙井茶10克。

做法： 龙井茶用温水泡开待用。蛤蜊、姜置入汤锅用少量开水煮片刻，等到蛤蜊初开时倒入龙井茶，再烧开锅即可。此菜汤鲜色清，肉嫩溢香。

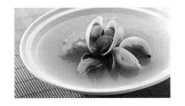

铁观音炖鸡

材料： 嫩肉鸡1只，铁观音茶25克。

做法： 铁观音茶泡开后，茶汤待用。肉鸡切大块，下油锅炸至半熟，放入葱、姜丝及铁观音茶汤。大火烧沸，然后小火焖熟鸡块，最后加少许糖。用此法还可以炖鸭子、排骨。

解腻消食炖料可用：炒山楂10克，小茴香、神曲各2克，紫苏4克，龙井茶2克。均杵碎，用滤纸包装，密封。可在任何肉类（包括禽、畜、水产等）的浓汤中使用。与肉同入锅炖煲，上桌后将药袋取出即可。如用于火锅，先将药袋用温水浸泡（也可略滚一下，但忌煎熬）。上桌后，等到水滚即将药袋取出，置大碗中，加入开水。其浸液，供火锅加水用。本方可以解油腻，消饮食。用于预防因为食品过于油腻厚味以及暴饮暴食而导致的食积不化，胀满呕恶，腹痛腹泻。

我国南北地区有茶叶蛋的食用法。而且鸡蛋（鸭蛋较少用）放在茶叶中煮透后，风味特别鲜美醇厚。煮时，可以加盐、糖、酱油、茴香等，各地的习惯不同。茶叶蛋不仅好吃，而且还容易消化、避免消化不良，一次可以多食几个；另外，还不容易变质。所以，出门人常带上十来个，用于路上食用。总之，既可以当菜肴食，也可以当点心以至主食，因此应用十分广泛。类似品还有红茶皮蛋，其风味也颇别具一格。

糖果、糕饼方面，在20世纪80年代初已经开始研制。目前已知的品种有：红、绿茶的硬糖、奶糖、夹心糖、饴糖、胶姆糖、巧克力等。茶叶饼干也有出现，如红、绿茶的饼干、奶油饼干、夹心饼干等。

我国古代有一些食疗方，其实是一种粉剂，用开水冲调服用，类似芝麻糊。虽名为茶，其实是点心类食品。其最著名的，就是明代韩懋《韩氏医通》所载的八仙茶：粳米、黄粟米、绿豆、赤小豆、黄豆各等份，炒熟，加入细茶一份，芝麻两份、小茴香、花椒、干姜适量，白盐炒，共为末，外用麦面炒黄熟，与前药搅拌均匀，随意加入胡桃肉、枣、松子仁、白糖等，用瓷罐收贮，每用二三匙，开水调服。本品有补体虚、养胃气作用。可用于身体虚弱、营养不良等。

羹汤类方面，是指汤以外尚有固体内容的食品。通常是茶叶与干果、粮食等共煮而成，可适量加调味品。已知的有：红茶大枣汤、红茶红豆汤、红茶糯米羹、绿茶莲心汤、绿茶苡仁羹、绿茶绿豆汤、绿茶白梨汤等。

饮料为与茶叶有关的食疗或药膳中最重要的一类。大约可分为以下几个种类：①罐装茶，是纯茶的易拉罐装饮料，已有乌龙茶、绿茶等品种。大多用矿泉水或无离子纯水制备；②"民间五茶"，是指茶与五种常用食品或调味品相配而成的饮料，从中医理论分析起来各有其不同的作用：糖茶补中益气，和胃暖脾；蜜的功效与糖茶相同，更兼益肾润肠；盐茶化痰降火，明目泻下；姜茶具有发汗解表，温肺止咳的功效；醋茶可以止痛、止痢；③茶可乐，是中国传统的红茶与西方流行的可乐型风味融为一体的新型饮料，是在1986年由中国农业科学院茶叶研究所研制成。该品能够消暑解热、生津止渴、助消化、促思维，是一种老少皆宜的饮料；④茶汽水，是由红、绿茶提取液与糖、酸、增香剂、低温碳酸水混合制成，是一种能够解热止渴，清心提神的清凉饮料；⑤茶乳晶，是固体饮料，用开水泡饮。

茶，原是不含酒的软性饮料，但也可与酒相配制成各种类型的茶酒。茶酒是低度（通常不超过5%的酒精）含醇的碳酸饮料，如乌龙茶酒等。

其他与茶的食疗相关的食品还有一些，例如茶叶棒冰。至于牙膏，也有用茶叶制成者。茶中含有氟和维生素C，能防治龋齿并除口臭。

五、红茶菌

红茶菌可视为茶疗的特种类型，红茶菌又称为"海宝"，为祖国传统的食疗饮料，由乳酸菌、酵母菌以及醋酸菌在茶糖水中共生发酵而成。微生物的聚合体就是菌膜，漂浮在液面上，呈乳白色，菌母呈黄褐色或棕红色，漂浮于膜下或菌液中。

乳酸菌属于厌气性杆菌，产生乳酸的能力极强。乳酸不但是人体需要的营养物质，而且具有卓越的防腐作用。它能够抑制肠内异常发酵，阻止人体吸收有害菌分解形成的毒素。医疗上利用干燥乳酸菌与适量的淀粉酶合成的"乳酶生"，就是利用它的这一性能来治疗消化不良的。乳酸菌还可以利用肠内一些物质制造多种维生素，从而避免人体迅速老化。近年发现，乳酸短杆菌还可以产生一种抗生素，并含有可抗病毒、病菌、病原虫感染以及抗癌的干扰素因子。

醋酸菌是红茶菌中主要的微生物，呈杆状，周生鞭毛，属于好气性细菌。它吸收酵母菌分解出来的酒精以及空气中的氧气，使之氧化成醋酸、水、能量，其菌液呈酸性，以抑制其他有害杂菌的生长。它主要分布于茶菌的上层。醋酸菌产生的醋酸，可帮助体内营养物质充分地转化为能量。它较强的酸性具有清肠理胃的功能。

酵母菌是卵圆形单细胞真菌，能在缺氧环境下进行无氧呼吸，将糖类酵解成酒精、二氧化碳以及能量。大多数分布在红茶菌实体的下层部分。酵母的蛋白质含量十分丰富，含有十几种氨基酸，其中包含人体必需的8种氨基酸。酵母蛋白质中含有激糖素就是酵母胰岛素，构成酵母核蛋白的辅基酵母核酸，它被认为具有抗癌以及溶解癌细胞的功能。酵母细胞中还含有多种维生素，特别是以B族维生素的含量最可观，酵母中的多种酶既是重要的生理成分，又是防治多种疾病的药物成分。

红茶菌液中包含丰富的维生素C以及大量的有机酸、糖类、氨基酸、卵磷脂，营养比较丰富，具有滋补强身的作用。红茶菌所含有的这些营养成分与药理成分，在人体内互相协同，调节生理功能，提高人体免疫能力，十分适宜于老年人饮用。现将红茶菌的制作方法简述如下。

茶，红茶、绿茶、乌龙茶、花茶都可以。糖，以冰糖、白砂糖、葡萄糖和蜂蜜为宜。水，宜用泉水、自来水、沙滤水。菌母膜，最好是新鲜、纯净、健康的乳白带黄的菌膜，而呈棕红色、茶色的菌膜业已经老化，不宜使用。接种菌膜时，应注意清洁卫生，不要感染杂菌。

制作时，将两只洗刷干净的广口玻璃瓶，煮沸消毒后备用。将茶、糖、水按照1~2：5~10：100的比例放入茶壶中煮10分钟；也可以像平时泡茶一样，将5克茶叶、一匙糖放入茶杯，倒入开水，待茶糖水冷却至20~30℃时，将茶糖水进行过滤，纯净的滤液倒入消毒好的广口瓶中2/3处，放入选好的菌母膜，并倒入母液，然后用纱布扎包瓶口。再将其置于避光和平稳的地方，等待一周左右的时间，菌膜迅速增大，充满液面，培养液的颜色逐渐变浅，溶液变浊，有气泡产生，并挥发出甜酸的香气，这时即可饮用。饮用取食时，可将菌液轻轻倒入杯中，剩下1/3的菌液和菌母仍留在瓶中，再按上面所述泡制好糖茶水，徐徐倒入瓶

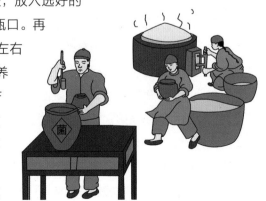

中。两个培养瓶可以交替使用。当菌母老化，也就是菌母呈棕红色、茶色时，应重新接种，再度培养。

第三节 茶疗注意事项

一、大瑜与小瑕

事物必须要一分为二地看，才算全面。茶疗优点虽多，但也有缺点。茶叶被誉为"绿色的金子"，但也难免有缺点。然而，瑕不掩瑜，比起茶的丰功伟绩来说其缺点真的是非常小。更何况，小瑕中的一大部分实际上是取决于人们如何应用茶疗。如果能合理应用，有些缺点完全可以避免。

俗话说：量变会引起质变，这也是一条辩证唯物主义的原则。应用过量，任何食品、保健品均会引起副作用以至于类似中毒的结果。就以中医中首

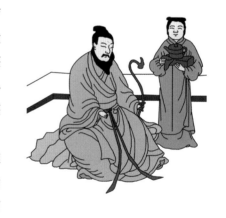

号补品人参来说，素有"大补元气"的功效，但应用过量也会有"人参病"发生。因此，饮茶虽有益，但用量要合宜。饮茶量的多少取决于饮茶习惯、年龄、健康状况、生活环境、风俗等因素。通常健康的成年人，平时又有饮茶习惯的，一日饮茶12～15克，分为3～4次冲泡是适宜的。对于体力劳动量大、消耗多、进食量也大的人，特别是高温环境、接触毒害物质较多的人，一日饮茶可以增加到20克左右。进油腻食物较多、烟酒量大的人也可以适当增加茶叶用量。孕妇和儿童、神经衰弱者、心律过速者，饮茶量需适当减少。

茶叶中可能含有一些对人体有害的物质。但是，一来其量非常少，没有超过能危害人体的限度；二来从茶与人两方面说，都还有很多的影响因素，能够消除这些物质的毒

害作用。这些微量的有害物质大约包含以下几个方面。

茶叶中农药残留量问题，早已经引起茶叶界的重视。我国政府已规定在茶园中禁止使用六六六、DDT、内吸磷、对硫磷等残留期长的农药；对于无毒害作用的农药，也作了若干安全使用的规定。对于商品茶叶的农药残留量，也制定了严格的定量检查标准。

茶叶中镉、铬、铅等重金属的来源，有的是从土壤中吸收的，有的则是制茶过程中污染的。但是，一来茶中的含量极少；二来茶叶的日用量很小，一般是不会有什么害处的。

关于茶叶中的放射性物质，目前已经检出的虽有锶、铯、镭、铀、钍等，均是尘埃污染所致，与茶的本质及生产都没有关系。还应该看到，这是科学研究的记录，量极低，而且绝大多数热水浸出率非常低，再加上每日进食量很少，因此不会影响人体。至于黄曲霉毒素的问题，因为茶叶非常干燥，不适合黄曲霉生长；所含咖啡碱与茶碱又能够抑制黄曲霉毒素的产生，所以更不足虑。

3，4-苯并芘和亚硝胺均是致癌物质，在茶叶中含量极低。而且，3，4-苯并芘难溶于水，在沸水中的溶解度也仅有1%～4%；而茶叶是饮茶汤而不是直接服食茶叶，进入体内的更是微乎其微了。至于茶叶中的亚硝胺，其量极微。何况，茶叶内还含有很多亚硝胺的对抗剂，如维生素C、茶多酚等。另外，如上文所述，茶叶不但不会致癌，而且还有抗癌作用。

二、辨证用茶

中医临证，最重要的思维就是"辨证施治"。证有寒、热，药用温、凉，称为"逆者正治"。茶叶，其性微寒。但经过发酵制成的红茶，性略偏于温。所以，辨证饮茶，就是根据体质或疾病的寒热来选择。属于寒凉性体质或疾病者（虚寒、内寒），适宜选用红茶；属于温热（虚热、内火、炎症性病变）者，适宜绿茶；食疗、药膳以及消食、解腻方面，也较适用绿茶；肥胖病、高血脂、脂肪肝等，中医认为湿痰重，首选乌龙茶。

从疾病方面说，同为消化道疾病，而胃病（如溃疡病、慢性胃炎等）较适宜红茶，肠道疾病（如肠炎、痢疾等）较适宜绿茶。茶中的咖啡碱、黄嘌呤类能够促进胃分泌。实验证明：饮茶对正常人及溃疡病患者的每小时最大酸排出量（MAO）都有增加。胃酸增加，可促进溃疡病的发生与发展。因此，无论已经确诊为溃疡病者或是怀疑有溃疡病者切忌过量饮茶及饮浓茶。这些人只适宜饮较淡的红茶，并加适量的牛奶和糖。另外，即使是正常人在饭前大量饮茶也是不适宜的，因为会冲淡胃液甚至中和胃酸（茶中含生物碱等碱性物质），所以不利于食物的消化。

　　茶虽有防治冠心病的作用，但其所含咖啡碱达到一定分量时会使心律增速，所以对有显著期前收缩、心动过速、心房纤维性颤动的冠心病患者切忌大量饮茶或饮浓茶。

　　饮茶有益，但过量的话，茶中咖啡碱能够引起血胆固醇升高、失眠、头痛、精神忧郁、胃酸过多等反应；有的还会出现心动过速，甚至心力衰竭，古人称这种现象为"茶醉"。再者患慢性心脏病、胃及十二指肠溃疡、晚期肝硬化和一些老年体弱者饮茶应适可而止，并且只宜饮淡茶，糖尿病患者只能饮用咖啡碱较少的粗茶。另外，人们在参加晚会和其他社交活动中，饮茶过量往往使人彻夜难眠，影响第二天的工作。对失眠患者，夜间通常忌饮茶。近年来，西方国家重视对咖啡碱、可可及茶叶的脱生物碱研究，在市场上就有脱咖啡因茶出售。

　　由于茶有"去肥腻"的传统功效，因此食肥腻较多者固应饮茶。由于盐渍蔬菜如泡菜、腌咸菜以及腌腊肉制品如腌肉、腊肉、火腿、腊肠等，常含有大量的硝酸盐，食物中在有仲胺同时存在的情况下，硝酸盐与仲胺可以发生化学反应而形成亚硝胺，亚硝胺是一种危险的致癌物质，极易导致细胞突变而致癌。茶叶中的儿茶素类物质，具有阻断亚硝胺合成的作用，因此食用了盐渍蔬菜和腌腊肉制品以后，应多饮用儿茶素含量比较高的绿茶，可以抑制致癌物的形成，同时还能增强免疫功能，有益于健康。

　　对于怀孕及哺乳期的妇女，饮茶均应当有所控制。据报道：中等剂量（20毫克/千克）的龙井茶已经能够引起小鼠后代死亡率增加，早期发展迟缓，并有行为的改变。该剂量相当于每天饮茶35克（21杯），是正常人的5～10倍，但仍应引起重视。所以，孕妇与乳母不宜饮浓茶，以免对胎儿及乳儿的发育产生不良影响。另外，因茶有收敛作用，可能引起乳汁分泌减少，这也是乳母需控制饮茶的原因。

　　儿童宜饮淡茶，能够补充一些维生素和钾、锌等矿物质营养成分。儿童适量饮茶，可以增强胃肠蠕动，帮助消化；饮茶有清热、降火的功效，预防儿童大便干结。茶叶的氟含量较高，饮茶或用茶水漱口还能够预防龋齿。儿童年幼喜动，注意力难以集中，如果适量饮茶可以调节神经系统。茶叶还有利尿、杀菌、消炎等多种作用，因此儿童可以饮茶，只是不宜饮浓茶。日本部分地区曾在小学中推广饮茶，可见其重视程度。

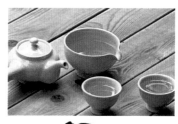

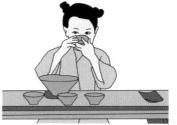

　　中国传统学术中有"天人相应"的理论，因此在养生上很重视四季的不同调理。同理，饮茶也养生之

一法，也应四季有所不同。绿茶比红茶含有更多的茶多酚，味较苦涩，我国中药药性中常有味苦则性凉的说法，因此绿茶属凉性，红茶属热性。所以可以这样安排饮茶时间：春秋季喝花茶，性温而芬芳；夏季喝绿茶，或是在绿茶中添加几朵杭白菊、金银花或几滴柠檬汁、薄荷汁，更能够增加消凉消暑的作用；冬季喝加糖红茶或牛奶红茶，能够和胃暖身。

饭前、饭后都不宜大量饮茶。饭前大量饮茶，会冲淡消化液降低食欲。饭后大量喝茶，由于茶中含碱性物质，会与胃酸中和，水也会冲淡胃液，从而延长食物的消化时间，增加胃的负担。长此以往，会使胃受到损害，影响身体健康。还有人认为，茶中含有鞣酸，能与食物中的蛋白质、铁发生凝固作用，进而影响人体对蛋白质、铁的消化吸收，久而久之，会造成生长发育迟缓和贫血。通常来说，在饭后一小时内不宜喝茶。

通常不宜用茶汤送药。另外，中医认为在服人参、党参、威灵仙、使君子等药物时不能同时饮茶；西药也有这个现象，在服用铁剂、麻黄碱等药物时，也不能同时饮茶。轻则降低药效，重则产生其他副作用（如呕、呃）。

综上所述，只要合理饮茶，在品（选择不同品种，比如绿茶、红茶、乌龙茶）、质（指因为茶叶用量的多少而影响茶汤内质的浓淡，提倡不饮浓茶，饮淡茶）、量（指饮用茶汤的量多少，在一些情况下应避免过量饮茶）这3个字上下功夫，就能将茶疗的缺点降到最低。

第二章

内科病症茶疗法

- 感冒
- 咳嗽
- 哮喘
- 呃逆
- 呕吐
- 胃痛
- 便秘
- 泄泻
- 高血压

- 冠心病
- 高脂血症
- 脂肪肝
- 头痛
- 眩晕
- 失眠
- 糖尿病
- 肥胖症
- 尿道结石

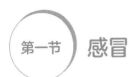

第一节 感冒

感冒是指以鼻塞流涕、喷嚏头痛、恶寒发热、关节肌肉酸痛为特征的常见外感病证。感冒一年四季都能发病，又以冬、春季节为多。病情轻者通常称"伤风"，重者又称为"重伤风"，相当于西医学的感冒、流行性感冒、急性上呼吸道感染。

临床表现

（1）风寒感冒 鼻塞头痛，流清鼻涕，喷嚏，恶寒，无发热或轻微发热，无汗，周身酸痛，或伴有咳嗽，痰液色白质稀，舌苔薄白，脉浮紧。

（2）风热感冒 鼻塞喷嚏，流稠鼻涕，发热出汗，口干咽痛，轻微咳嗽，痰液色黄质稠，舌苔薄黄，脉浮数。

（3）暑湿感冒 发热，汗出后发热不退，鼻塞，流浊鼻涕，头重胀痛，肢体困重，烦躁口渴，恶心胸闷，小便短赤，舌苔黄腻，脉濡数。

（4）气虚感冒 恶寒显著，或有低热，伴有鼻塞流涕，头痛身困，肢体倦怠，咳嗽咳痰无力，舌淡苔薄白，脉浮软。这类感冒多属体弱气虚，再加上感受外邪，由于体虚无力抵御邪气，以致邪留体内，病证反复。

（5）阴虚感冒 身热，手足心热，轻微怕风，少汗或无汗，心烦口渴，鼻塞流涕，干咳少痰，舌红少苔，脉细数。

（6）时行感冒 起病急骤，高热，体温位于39～40℃，恶寒怕冷，鼻塞流涕，咳嗽咽痛，全身酸痛，疲乏无力，舌红苔黄腻，脉浮。

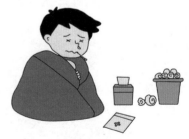

茶疗法

（一）感冒茶

组　　成　羌活30克，白芷12克，黄芩10克。

制法用法　将上药共粉碎为粗末，放入保温杯中，用沸水冲泡，随时代茶温饮。每日1剂。

功效主治　祛风散寒。适用于风寒感冒。

（二）感冒退热茶

组　　成　连翘9克，大青叶12克，板蓝根15克，重楼10克，绿茶3克。

制法用法　将上药制成粗末，放入保温杯中，以沸水冲泡，盖紧杯盖闷15～20分钟，以代茶饮。随时饮用。在1日内饮尽。

功效主治　清热解毒。适用于风热感冒。

（三）参苏茶

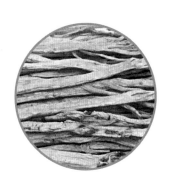

组　　成　党参15克，紫苏叶12克，红茶1克。

制法用法　将上药放入茶壶中，以沸水冲泡，加盖闷5分钟，温服。

功效主治　补气解表。适用于气虚感冒。

（四）苏姜茶

组　　成　紫苏叶3克，生姜15克，红糖15克。

制法用法　先将生姜、紫苏叶洗净，切成细丝，放入瓷杯内，然后加红糖，以沸水冲泡，盖上杯盖，浸泡10分钟即可。每日服2次，趁热服用。

功效主治　发汗解表，驱寒健胃。适用于风寒感冒。

（五）五叶甘草茶

组　　成　薄荷叶9克，陈茶叶15克，藿香叶15克，佩兰叶15克，紫苏叶2.5克，生甘草4.5克。

制法用法 将上药置入热水瓶中，倒入沸水加盖，每日饮2或3次。每日1剂。

功效主治 清热解表，芳香化湿。适用于暑湿感冒，防治流行性感冒。

（六）山楂蜜银茶

组　成 金银花30克，山楂15克，茶叶15克，蜂蜜300克。

制法用法 先将前3味药加水1000毫升，用武火煎沸4～6分钟，然后煎熬1次，合并滤液，加入蜂蜜搅匀备用。每次至少饮250毫升，每日饮用3次。

功效主治 清热解表、消食解毒。适用于风热感冒。

（七）五神茶

组　成 荆芥10克，苏叶10克，生姜10克，茶叶6克，红糖30克。

制法用法 将前4味用文火煎煮10～15分钟后，入红糖溶化后服。

功效主治 发散风寒，祛风止痛。适用于风寒感冒、畏寒、身痛无汗等。

（八）川芎糖茶

组　成 川芎6克，绿茶6克，红糖适量。

制法用法 清水1碗半煎至1碗，去渣代茶饮。

功效主治 疏风散寒。适用于外感风寒所致头痛连项背、恶风畏寒等症。

（九）莲花峰茶

组　成 藿香、半夏、甘草、丁香、豆蔻、陈皮、桔梗、白扁豆、车前子、蓬莱草、鬼针草、爵床、肉桂草、麦芽、谷芽、茶叶各等份。

制法用法 将上药焙干共为末，混合，调入黏合剂，压制成方块状，干燥，每块约重4克。也可将上药末，用滤纸分装，每袋3克。密封存储于通风干燥处。每次2～3块（袋）或丸，每日2次，沸水冲泡或水煎服。

功效主治 清暑利湿，健脾开胃，祛痰止咳，理气和中。适用于伤风中暑、四时感冒之心烦口渴、脘腹胀痛、呕吐泄泻、饮食无味、晕车醉酒等症。

（十）茉莉花茶

组　成　茉莉花3克，青茶3克，藿香6克，荷叶（切细）6克。

制法用法　以沸水浸泡5～10分钟即成。每日1～2剂，不拘时频饮。

功效主治　清热解暑化湿。适用于夏季感受暑湿、发热头胀、胸闷少食、小便短少。

（十一）流感茶

组　成　贯众30克，板蓝根30克，甘草15克。

制法用法　开水泡后，代茶饮。每日1剂，不拘时频饮。

功效主治　祛风、清热、利咽。适用于流行性感冒。

（十二）梅肉红茶

组　成　梅干1粒，红茶1大匙。

制法用法　先将梅干去核切细，与红茶一同放入大陶瓷碗中混合，用沸水200毫升冲泡10分钟即成。每日两剂，不拘时温服。

功效主治　散寒，止咳，开胃。适用于冬季预防感冒、咳嗽。

（十三）白杨树皮茶

组　成　白杨树皮干品20克。

制法用法　白杨树皮切碎后，煎水代茶频饮。

功效主治　祛风除湿。适用于流行性感冒的预防。

（十四）葱豉茶

组　成　葱白3茎，豆豉15克，荆芥0.5克，薄荷3克，栀子仁4克，石膏30克，茶末15克（以紫笋茶为佳）。

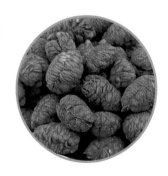

制法用法　上药加水适量，煎煮代茶频饮。

功效主治　辛凉解表。适用于风热感冒初起，邪在卫分。

（十五）复方四季青茶

组　　成	四季青叶50克，大青叶50克，防风25克，紫苏叶25克，荆芥25克。
制法用法	上药制成粗末后，分装入纱布袋，每袋10～15克，沸水冲泡代茶饮。
功效主治	清热，疏风，解表。适用于四时感冒风寒、风热。

（十六）夏菊茶

组　　成	夏枯草15克，野菊花15克。
制法用法	上药制成粗末，煎水代茶饮。
功效主治	清热解毒。适用于流行性感冒的防治。

（十七）山腊梅叶茶

组　　成	山腊梅叶9～18克。
制法用法	将山腊梅叶制成粗末，沸水冲泡代茶饮。
功效主治	祛风解表，清热解毒。适用于流感、中暑、慢性气管炎、胸闷、蚊蚁叮咬的治疗，以及感冒的预防。

（十八）五合茶

组　　成	生姜3片，连须葱白2茎，胡椒5枚，红糖、霍山茶各适量。
制法用法	胡椒去壳取仁，同生姜、连须葱白、红糖一同捣烂，然后加入霍山茶，用开水冲成一大碗，温服。
功效主治	祛风解表，理气通窍。适用于体虚感冒风寒。

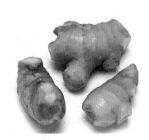

（十九）八味茶

组　　成	薄荷240克，川芎120克，荆芥120克，白芷60克，羌活60克，甘草60克，细辛30克，防风30克。
制法用法	上述八味共碾末，每次服用5克，用清茶服下。
功效主治	辛温解表，祛风止痛。适用于外感风邪头痛。

（二十）香薷茶

组　　成	香薷10克，厚朴5克，白扁豆5克。
制法用法	选用干净的香薷、厚朴用剪刀剪碎，将白扁豆炒熟捣碎，放入保温杯中，以沸水冲泡，盖严温浸1小时。
功效主治	祛暑解表，和中化湿。适用于夏季感冒所致发热、头痛、头沉、胸闷、倦怠、腹痛、吐泻等。

注意事项

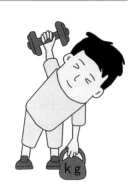

感冒多属病情轻浅的疾病，只要及时医治通常可以较快痊愈。茶疗方制作简单方便，是一种用来防治普通感冒的可取方法。但对于年老体弱、婴幼儿患者以及流感重症，有时仅采用茶疗方未必能收全效，因此须结合其他疗法治疗，避免延误病情。

除了应用茶疗调治之外，还需注意休息，进食清淡食品，多饮温开水，注意保暖等，综合调摄才能令感冒快速痊愈。平时也要积极锻炼身体，提高抗邪能力，对于预防感冒有积极意义。

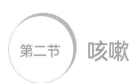

第二节　咳嗽

咳嗽是临床常见病证，发病率高，特别是在寒冷地区及年老体弱人群中的发病率更高。病证表现以咳嗽、咯痰为主，其中咳是有声无痰，嗽是有痰无声，临床上多痰声并见，因此咳嗽并称。

临床表现

（1）风寒咳嗽　咽喉发痒，咳嗽声重，胸闷气紧，痰稀色白，并伴有恶寒发热，鼻塞头痛，流清鼻涕，肢体酸楚，无汗，舌淡红苔薄白，脉浮紧。

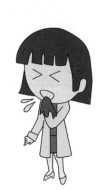

（2）风热咳嗽　咳嗽频繁，咳声沙哑，咽喉干痛，痰质黏稠，不易咯痰，痰色黄稠，咳时汗出，伴鼻流黄涕，口渴多饮，头痛身热，舌苔薄黄，脉浮数。

（3）风燥咳嗽　咽喉瘙痒，干咳少痰，不易咯出，或无痰，或痰中带血，唇鼻干燥，口干多饮，初起鼻塞头痛，轻微发热，舌红少津，苔薄黄，脉浮数。

（4）痰湿咳嗽　咳嗽反复发作，咳声重浊，胸闷气憋，尤其以晨起咳甚，痰多黏腻，或稠厚成块，色白或带灰色，痰出则胸憋缓解，常伴有肢体困倦，腹胀食少，大便稀烂，舌苔白腻，脉濡滑。

（5）痰热咳嗽　咳嗽气息粗促，痰多质稠色黄，不易咯出，或痰中带血，胸闷气憋，咳时胸口作痛，面红身热，口干多饮，舌红，苔薄黄腻，脉滑数。

（6）肝火咳嗽　咳嗽气逆，发作频繁，咳时面红目赤，咽干口苦，常觉痰液黏在咽喉，难以咯出，胸胁胀痛，咳时作痛，病情可随情绪波动而增减，舌红，苔薄黄，脉弦数。

（7）阴虚咳嗽　干咳少痰，痰中或带血丝，咳声短促，低热盗汗，午后双颧潮红，口干咽燥，舌红少苔，脉细数。

茶疗法

（一）润肺止咳茶

组　成	麦冬60克，玄参60克，乌梅24克，桔梗30克，甘草15克。
制法用法	将上药共制为细末，混匀分包，每包15~18克，备用。每次用1包，放入杯中用开水冲泡加盖闷10分钟，代茶饮服。
功效主治	润肺止咳。适用于肺阴亏虚所致的干咳少痰，痰少黏稠难出，咽干口燥，声音嘶哑。

（二）清气化痰茶

组　成　百药煎30克，细茶30克，荆芥穗15克，海螵蛸3克，蜂蜜适量。

制法用法　上4味研末和匀，或和蜜制为丸，芡实子大小，一日2~3次，每次1丸；或取末3克，沸水冲泡10分钟，加适量蜂蜜，徐徐饮用。

功效主治　清肺化痰，止咳。适用于咳嗽气急，痰多，或久咳不止，咯痰不爽等。

（三）橘红茶

组　成　橘红1片（3~6克），绿茶4.5克。

制法用法　上2味用沸水泡，再入沸水锅中隔水蒸20分钟。每日1剂，不拘时频饮。

功效主治　润肺消痰，理气止咳。适用于咳嗽痰多，痰黏难以咯出等。

（四）平喘茶

组　成　麻黄3克，白果仁15个（打碎），黄柏4.5克，茶叶1撮（6克），白糖30克。

制法用法　前4味加适量的水，共煎取汁，加白糖即可。每日1剂，分2次服用。在病发呼吸困难时饮用。

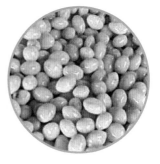

功效主治　宣肺肃降，平喘止咳。适用于哮喘（过敏性支气管喘息）等。

（五）枇杷叶茶

组　成　鲜枇杷叶30克，淡竹叶15克。

制法用法　鲜枇杷叶刷去绒毛，与淡竹叶一同洗净，切细。放入保温瓶中，加沸水冲泡，盖闷15分钟，饮用前可酌加白砂糖或冰糖，代茶频饮。每日1剂。

功效主治　清肺降气，止咳化痰。适用于肺热咳嗽、咽燥不适、声音嘶哑。

（六）白及莲须茶

组　成　白及30克，莲须15克，侧柏叶15克，沙参15克。

> **制法用法** 上药共制为粗末，每次20～30克，用布包后置入热水瓶中，以沸水冲泡15分钟后取汁，再加入藕节汁和生地黄汁各10～15毫升，频饮代茶。每日1～2剂。

> **功效主治** 清热止血，润肺止咳。适用于干咳吐血、血色鲜红、舌红苔薄、脉细数，如肺结核、支气管扩张咯血均可选用。

（七）祛风止嗽茶

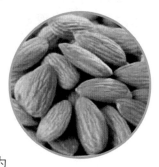

> **组　　成** 荆芥5克，防风3克，杏仁3克，桔梗3克，生甘草3克。

> **制法用法** 将上述材料捣碎、研为粗末，置入茶壶/杯中，先用凉开水漂洗一遍，再冲入1000毫升沸水，加盖焖泡5～10分钟即可饮用。代茶频饮，1天内饮尽。3天为一个疗程。

> **功效主治** 解表宣肺、化痰止咳。适用于风寒咳嗽。症见咳嗽痰多、色白质稀，伴有恶寒发热、头痛鼻塞、流清鼻涕。

（八）桑菊杏仁茶

> **组　　成** 桑叶5克，菊花5克，杏仁3克，白砂糖适量。

> **制法用法** 将杏仁捣碎，连同桑叶（剪成细条状）、菊花放入茶壶中，先用凉开水漂洗一次，再冲入700毫升沸水，加盖焖泡5分钟左右，加入白砂糖调匀后即可饮用。代茶频饮，1天内饮尽。3天为一个疗程。

> **功效主治** 疏散风热、宣肺止咳。适用于风热咳嗽。症见咳嗽频繁、咳声沙哑、咽喉干痛、痰稠色黄、口渴多饮、头痛发热。

（九）杏梨饮

> **组　　成** 杏仁5克，雪梨1个，冰糖适量。

> **制法用法** 先将杏仁捣碎，雪梨洗净，不去皮，只去核，切块。放入茶壶中，加入清水800毫升，武火煮沸后，转为文火煎煮5分钟左右，兑入冰糖使其融化。将茶汤倒入干净容器内备饮。代茶频饮，1天内饮尽。5天为一个疗程。

功效主治 清肺润燥止咳。适用于风燥咳嗽。症见干咳无痰、痰少而黏、不易咯出、口鼻咽喉干燥、口干口渴。

（十）和胃清肺饮

组　成 茯苓6克，杏仁5克，陈皮3克，厚朴3克，桔梗3克，炙甘草3克。

制法用法 将上述材料置于茶壶，先用清水漂洗一次，然后加入清水1500毫升，武火煮沸后，转为文火煎煮5～10分钟即可，将茶汤倒入干净容器内备饮。代茶频饮，1天内饮尽。5天为一个疗程。

功效主治 燥湿化痰、宣肺止咳。适用于痰湿咳嗽。症见咳嗽痰多、黏腻稠厚、咳声重浊、胸闷气憋、肢体困倦、腹胀食少。

（十一）菊花竹茹代茶饮

组　成 菊花6克，桔梗3克，杏仁3克，陈皮3克，竹茹2克。

制法用法 将上述材料置于茶壶中，先用清水漂洗一次，然后加入清水1000毫升，武火煮沸后，转为文火煎煮5～10分钟即可，将茶汤倒入干净容器内备饮。代茶频饮，1天内饮尽。5天为一个疗程。

功效主治 清热化痰止咳。适用于痰热咳嗽。症见咳嗽痰多、质黏稠黄或痰中带血、身热、口干多饮。

（十二）解金沸草代茶饮

组　成 荷梗5克，荷蒂5克，石斛3克，金银花5克，水牛角60克，橘红3克，鲜青果5枚。

制法用法 先将水牛角磨粉备用，其他材料放入茶壶中，用清水　漂洗一次，然后加入清水1500毫升，武火煮沸后，加入水牛角粉调匀，最后以文火煎煮5～10分钟即可，将茶汤倒入干净容器内备饮。代茶频饮，1天内饮尽。5天为一个疗程。

功效主治 清肺泻肝、化痰止咳。适用于肝火咳嗽。症见咳嗽频作、咯痰黄稠、咽干口苦、胸胁胀痛。

（十三）僵蚕止咳茶

组　成　白僵蚕30克，白糖500克，猪板油120克，雨前茶60克。

制法用法　将白僵蚕碾为末，放碗内，倾沸水一小盏，盖定备用。将茶加入茶壶中，加入4碗水。先将茶煎至2碗半，然后将板油去膜切碎，与糖一起加入茶中，熬化备用。临用时，以白开水冲数匙服用。

功效主治　消炎止咳。适用于咳嗽，喉痛如锯，不能安卧。

（十四）祛寒止咳茶

组　成　烧酒（粮食烧酒）、猪脂、茶末、香油、蜂蜜各等份。

制法用法　上五味，和匀共浸7日即成。每日2次，每次取上汁20毫升蒸或温服。

功效主治　祛寒痰，止咳嗽。适用于寒痰咳嗽。

（十五）萝卜茶

组　成　白萝卜100克，茶叶5克，食盐适量。

制法用法　茶叶用沸水冲泡5分钟，取汁备用；白萝卜洗净，切片，置锅中煮烂，加食盐调味，倒入茶汁即可。

功效主治　清热化痰，理气开胃。适用于咳嗽痰多，纳食不香等。

（十六）绿茶胖大海汤

组　成　绿茶5克，胖大海9～10克，橄榄5克，蜂蜜25克。

制法用法　先将胖大海、橄榄加水煎汤，去渣后加入茶、蜂蜜泡饮。

功效主治　清热解毒，润喉利咽。适用于呼吸道疾病。

（十七）薄荷甘草茶

组　成　薄荷9克，生甘草3克，白糖适量。

制法用法　将甘草洗净，放入砂锅中，加水500毫升，煎沸10分钟，然后将洗净的薄荷加入，煮沸片刻，去渣取汁，兑入白糖搅匀。晾凉后饮用。

功效主治　清肺止咳，解毒利咽。适用于咳嗽，咽喉痒痛，声音嘶哑等。

（十八）杏仁奶茶

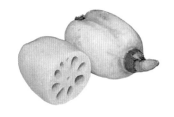

组　　成	杏仁200克，白糖200克，加牛奶250毫升。
制法用法	将杏仁去皮，磨细过滤，加入白糖，倒水煮沸，加牛奶拌匀后，代茶饮。
功效主治	润肺止咳，润肠通便。适用于肺虚咳嗽，老年或产后津亏、血燥、便秘等。

（十九）生津和胃茶

组　　成	大梨3个，藕1节，荷梗1根，橘络3克，甘草3克，生姜3片，莲心10根，元参（玄参）6克。
制法用法	梨、藕、姜分别去皮捣汁，备用；荷梗切碎，元参切片，与橘络、甘草、莲心入锅内加水共煎30分钟，放温，过滤去渣，再与梨、藕、姜汁混合搅匀。代茶频饮。
功效主治	润肺生津，止咳。适用于肺燥所致之咳嗽，胃燥伤津导致的咽干、反胃呃逆等。

注意事项

　　咳嗽每于天气寒冷或季节变化时多发，因此平时应坚持适量运动，提高身体御寒抗病能力。遇有感冒需及时诊治，避免进一步引致咳嗽。慢性咳嗽患者应积极治疗原发病，平时可根据病情适当选用茶疗方或药膳调治。

　　日常起居应避风寒，调情志，饮食宜清淡，忌烟酒、肥腻辛辣食物。如果咳嗽反复、经久不愈者，或痰中带血，伴有低热、消瘦、疲乏等不适感，建议做X线、CT等检查肺部，以明确诊断，以免延误病情。

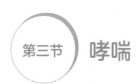

哮喘

哮喘是支气管哮喘的简称。支气管哮喘是由多种细胞（有嗜酸性粒细胞、肥大细胞、T淋巴细胞、中性粒细胞、气道上皮细胞等）和细胞组分参与的气道慢性炎症性疾患。

临床表现

突然发作，呼吸急促，胸闷气粗，喉间有哮鸣声，喘急无法平卧。多呈阵发性发作，或伴有烦躁，神萎，面色苍白或青紫，出汗，严重者神志不清等症状。临床一般可分为急性（发作期）和慢性（缓解或迁延期）两类。前者病变在肺，证分寒热，后者可累及脾肾，三脏皆虚。

茶疗法

（一）三子养亲茶

组　　成　苏子、白芥子、萝藦子各等份。

制法用法　上述三味药洗净后，放在纸上用微火焙，纸变黄时将药捣成碎末备用。

功效主治　化痰下气，止咳平喘。适用于老年气喘咳嗽。

（二）白果平喘茶

组　　成　麻黄10克，黄柏12克，白果肉14枚，茶叶6克，冰糖100克（分次冲服）。

制法用法　将上述前3味加清水适量，煎取汁液，再将茶叶、冰糖用开水冲泡，兑入汁液中混匀，即可，晚饭前服头煎，临睡前再服用二煎。此为成人用量，儿童可酌减剂量。

功效主治　止咳平喘。适用于慢性支气管哮喘。

（三）虎耳鱼胆茶

组　成　茶树根50克，虎耳草25克，黄花鱼胆1个，山楂根50克。

制法用法　上述材料加水煎两次，合并煎液，代茶饮。每日1剂。

功效主治　止咳平喘。适用于支气管哮喘。

（四）百合茶

组　成　百合根10克，白矾10克，茶叶（生摘未制者佳）10克。

制法用法　将上述材料切碎，放入杯中用沸水冲泡，加盖闷15～20分钟，代茶饮用。或以上药10倍量，共研细末，水泛为丸如同梧桐子大，备用。每次服3克，空腹白开水送服，每日服2次。

功效主治　止咳平喘。适用于支气管哮喘，喘急窘迫。

（五）久喘桃肉茶

组　成　核桃肉30克，蜂蜜5茶匙，雨前茶15克。

制法用法　将胡桃肉、雨前茶加水共煎沸10～15分钟后，取汁调入蜂蜜，拌匀，代茶频饮。或将核桃肉、茶叶共研末，加入炼蜜，共放入杯中用沸水冲泡，频服。

功效主治　止咳平喘。适用于久喘口干等。

（六）冰草根茶

组　成　冰草根30克，冰糖25克。

制法用法　将冰草根加水煎汤去渣取汁，加冰糖溶化即可，代茶饮用。

功效主治　止咳平喘，清热止血。适用于哮喘，痰中带血。

（七）五龙鱼腥茶

组　成　五味子50克，地龙12克，鱼腥草80克，绿茶15克。

制法用法　将上述材料共研为粗末和匀，备用。每次用30克，放入杯中，用

200毫升沸水冲泡，加盖闷10～15分钟后代茶饮用，在下午4时、晚上8时各服100毫升。

功效主治 清热敛肺，止痉平喘。适用于支气管哮喘。

（八）麻杏茶

组　成 麻黄（去节）6克，银杏7粒，桑白皮4.5克，瓜蒌子4.5克，葶苈子4.5克，茶叶4.5克。

制法用法 上述材料加水煎2次，合并煎液，代茶饮，早、晚各服1次。

功效主治 清热化痰，宣肺平喘。适用于痰热型支气管哮喘。

（九）参核茶

组　成 人参5克，党参15克，核桃仁4枚，红茶3克。

制法用法 上药共捣碎研末，一起放入杯内，用沸水冲泡加盖闷15分钟，放至常温代茶饮用。或煎汤代茶饮用，每日1剂。

功效主治 补脾益肺，利湿祛痰。适用于脾肺气虚型哮喘发作期。

（十）杏仁二子茶

组　成 杏仁10克，紫苏子15克，白芥子10克，茶叶3克，蜂蜜适量。

制法用法 将前4味药共制为粗末，放入杯内用沸水冲泡，加盖闷10～15分钟后，加入蜂蜜代茶饮用。或煎汤频饮。每日1剂。

功效主治 宣肺利气，祛痰平喘。适用于痰浊型哮喘。

（十一）芝麻冰糖茶

组　成 黑芝麻250克，冰糖120克，蜂蜜120克，生姜适量。

制法用法 将黑芝麻、冰糖共研为细末，用蜂蜜调为糊状，再将生姜捣烂去渣取汁、兑入药糊中，和匀成汤，代茶饮用。每日早、晚各服1汤匙，常服有效。

功效主治 润肺平喘。适用于老年性哮喘。

（十二）千年红茶

组　成　千年红15克，白果10枚，桑叶15克，发菜15～30克。

制法用法　将发菜洗净后放在锅内，加水适量，沸后用文火煮至酥软，倒入碗中备用，桑叶、千年红拣去杂质，放入纱布袋，白果，剥去壳，然后将3味药一同放入砂锅中，加水适量煮沸，转为文火煮30分钟左右，捞去药袋，将发菜倒入烧锅，加适量姜、盐，稍煮片刻即成，吃发菜与白果、喝汤。1次服完。

功效主治　健脾理气，纳气平喘。适用于支气管哮喘，兼治喘息性支气管炎。

（十三）冬花茶

组　成　茶叶6克，款冬花3克，紫菀3克。

制法用法　将上述材料放入杯中，用开水冲泡。

功效主治　祛痰，止咳，平喘。适用于支气管炎，哮喘。

（十四）人参核桃茶

组　成　人参4克，核桃肉（核桃仁）4枚。

制法用法　将人参、核桃肉打碎，放入砂锅内加水用文火煎煮，取汁约400毫升。

功效主治　纳气平喘。适用于久喘不愈，时轻时重，面色黄暗不泽，呼多吸少，张口抬肩，舌淡，脉沉细无力者。

（十五）楂桃茶

组　成　山楂50克，核桃仁150克，白糖200克。

制法用法　将核桃仁加入适量的水浸泡30分钟，洗净后，再加少许清水，用石磨将其磨成浆，装入容器中，然后加适量的清水，稀释调匀。将山楂用水冲洗干净（山楂果应拍碎），入锅内，加入适量清水，中火煎熬3次，每次20分钟，过滤去渣，取汁浓缩至约1000毫升。将锅洗净后，置于火上，倒入山楂汁，加入白糖搅拌，等到溶化后，再缓缓地倒入核桃浆，边倒边搅均匀，烧至微沸出锅装碗即可。

功效主治 补肺肾，生津液。适用于肺虚咳喘，气喘，肾虚阳痿，腰痛，津亏口渴，便干，食积纳差，血滞经少，腹痛等。

（十六）川贝莱菔茶

组　成 川贝母15克，莱菔子15克。

制法用法 上2味共研为粗末，沸水冲泡或水煎。代茶饮用。

功效主治 润肺化痰，降气止咳，平喘。适用于慢性支气管炎之咳嗽、痰多等症。

（十七）霜桑叶茶

组　成 经霜桑叶30克。

制法用法 将桑叶洗净加水500~1000毫升，煎沸10~15分钟，去渣取汁。代茶饮用。

功效主治 祛风平喘，止咳化痰。适用于风热痰喘。

（十八）陈皮茶

组　成 陈皮（鲜橘皮亦可），白糖各适量。

制法用法 将陈皮用水洗净，撕成小块，放入杯内。用开水冲泡，闷好。将泡好的陈皮汁倒出，汁内加入白糖搅匀即可。代茶饮用。

功效主治 顺气止咳，化痰健胃。适用于支气管哮喘。

（十九）茄根茶

组　成 茄根20克，绿茶1克。

制法用法 将茄根制成粗末，与绿茶一起放入茶杯中，用沸水冲泡，加盖闷10分钟。代茶频饮。

功效主治 祛痰止咳平喘。适用于支气管哮喘。

注意事项

（1）保持室内的清洁，勤晒被褥，而且应该常开窗户通风，保持室内空气的清新。

（2）不宜在室内饲养猫、犬等小动物。

（3）患者平素应注意体格锻炼。如进行冷水洗浴、干毛巾擦身等皮肤锻炼，便于肺、气管、支气管的迷走神经的紧张状态得到缓解。

（4）加强营养，避免精神刺激，避免感冒以及过度疲劳等对预防哮喘的发作也有着重要的作用。

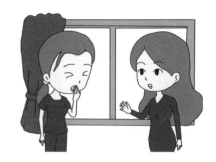

第四节 **呃逆**

> 呃逆，俗称"打嗝"，是指胃气上逆动膈，以气逆上冲，喉间呃呃连声，声短而频，令人无法自止为主要临床表现的病症。常伴胃脘胀闷、嗳气等。

临床表现

（1）胃寒呃逆 呃声沉缓有力，胸膈和胃脘胀闷，得热则减，遇寒则甚，进食减少，口淡不渴，舌苔白，脉迟缓。

（2）胃热呃逆 呃声洪亮有力，冲逆而出，口臭烦渴，多喜饮冷，腹胀便秘，小便短赤，舌苔黄燥，脉滑数。

（3）气滞呃逆 呃逆连声，常因情志不畅而诱发或加重，胸闷胁痛，腹胀食少，嗳气肠鸣，舌苔薄白，脉弦。

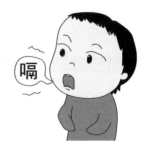

（4）阴虚呃逆　呃声短促而不续，口干咽燥，烦躁不安，不思饮食，食后饱胀，大便干结，舌红苔少而干，脉细数。

（5）阳虚呃逆　呃声低长无力，气息不畅，泛吐清水，腹胀不舒，喜温喜按，手足不温，食少乏力，大便稀烂，舌淡苔薄白，脉细弱。

茶疗法

（一）柿蒂茶

组　成　柿蒂3克，丁香3克，人参片3克。

制法用法　将上述材料捣碎、研为粗末，置入茶壶/杯中，先用凉开水漂洗一次，再冲入500毫升沸水，加盖焖泡5～10分钟即可饮用。代茶频饮，1天内饮尽。6天为一个疗程。

功效主治　温中散寒、降逆止呃。适用于胃寒呃逆。

（二）柿蒂竹茹茶

组　成　柿蒂3个，竹茹3克，绿茶3克。

制法用法　将柿蒂捣碎，与竹茹研为粗末，连同绿茶一同置入茶壶/杯中，先用凉开水漂洗一次，然后冲入600毫升沸水，加盖焖泡5～10分钟即可。代茶频饮，1天内饮尽。5天为一个疗程。

功效主治　清热和胃、降气止呃。适用于胃热呃逆。

（三）治呃逆茶

组　成　木香5克，乌药3克，陈皮3克，乌龙茶5克。

制法用法　将木香、乌药、陈皮捣碎并研为粗末，连乌龙茶一同置入茶壶中，先用凉开水漂洗一次，再倒入800毫升沸水，加盖焖泡5～10分钟即可。代茶频饮，1天内饮尽。5天为一个疗程。

功效主治　顺气解郁、降逆止呃。适用于气滞呃逆。

（四）清热益阴代茶饮

组　成　石斛5克，麦冬3克，菊花3克，泽泻3克，灯心草1扎。

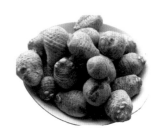

> **制法用法**　将上述材料置于茶壶中，先用清水漂洗一次，再倒入清水800毫升，武火煮沸后，转为文火煎煮5～10分钟即可，将茶汤倒入干净容器内备用。代茶饮用，每天多次，1天内饮尽。6天为一个疗程。

> **功效主治**　清热养阴和胃。适用于阴虚呃逆。

（五）刀豆茶

> **组　　成**　刀豆取老而绽者适量。

> **制法用法**　每次取12克左右，连壳打碎，放入茶壶中，先用凉开水漂洗一次，再倒入600毫升沸水，加盖焖泡5～10分钟即可饮用。代茶频饮，1天内饮尽。5天为一个疗程。

> **功效主治**　温中降逆止呃。适用于阳虚呃逆。

（六）甘蔗姜汁茶

> **组　　成**　甘蔗1段，生姜10克。

> **制法用法**　先将甘蔗去皮榨汁，然后将生姜榨汁滴入蔗汁中，调匀。代茶饮用，不拘时，随意饮之。

> **功效主治**　降逆止呕。适用于胃气不和，上逆而呕吐，胸中烦闷而频吐痰涎。

注意事项

保持精神舒畅愉快，避免抑郁、过喜、暴怒等精神刺激；饮食应清淡，忌食生冷、辛辣、肥腻甘味；不得饥饱失常、暴饮暴食。对于呃逆反复不愈，并伴有胸脘灼痛、吞咽困难、消瘦乏力等症状的患者，应进一步检查有关项目，如纤维食管镜、X线检查等，以排除食管恶性病变。

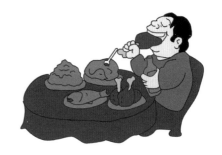

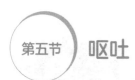

呕吐

呕吐是指食物或痰涎等由胃中上逆而出的病证。通常以有物有声谓之呕，有物无声谓之吐，无物有声谓之干呕。呕和吐常同时发生，因此并称为呕吐。

临床表现

（1）外邪呕吐　突然呕吐，起病较急，常伴有发热恶寒，头身疼痛，胸闷腹胀，不思饮食，舌苔白，脉濡缓。

（2）食滞呕吐　呕吐酸腐宿食，腹胀嗳气，吐后腹胀缓解，厌食少食，大便稀烂或干结，气味臭秽，舌红苔厚腻，脉滑实。

（3）痰阻呕吐　呕吐清水痰涎，胸闷腹胀，不思饮食，肠鸣有声，头晕心悸，舌苔白腻，脉滑。

（4）肝郁呕吐　呕吐吞酸，嗳气频作，胸闷胁胀，烦闷不舒，每因情志不畅时呕吐加重，舌红苔薄白腻，脉弦。

（5）脾虚呕吐　饮食稍有不慎，即易呕吐，时作时止，胃口不佳，食入难化，面白少华，疲倦乏力，大便稀烂，舌淡苔薄白，脉濡弱。

（6）阴虚呕吐　呕吐反复发作，呕量不多，或作干呕，或仅吐涎沫，口燥咽干，胃中隐痛，似饥但不欲食，形体消瘦，舌红少津，脉细数。

茶疗法

（一）调胃茶

<u>组　　成</u>　藿香5克，陈皮3克，厚朴3克，生甘草3克，生姜2片，红枣3枚。

<u>制法用法</u>　将上述材料置于茶壶中，先用清水漂洗一次，再倒入清水1200毫

升，武火煮沸后，转为文火煎煮5分钟左右即可，将茶汤倒入干净容器内备饮。代茶频饮，1天内饮尽。3天为一个疗程。

功效主治　解表祛邪、和胃止呕。适用于外邪犯胃所致呕吐。

（二）麦芽山楂茶

组　成　炒麦芽5克，山楂3克，红糖适量。

制法用法　将麦芽与山楂捣碎、研为粗末，置入茶壶中，先用凉开水漂洗一次，再倒入500毫升沸水，加盖焖泡5~10分钟，兑入红糖调匀后即可饮用。代茶频饮，1天内饮尽。3天为一个疗程。

功效主治　消食化滞、和胃止呕。适用于食滞呕吐。

（三）普洱姜汁茶

组　成　普洱茶6克，生姜3片，红糖适量。

制法用法　先将生姜洗净，榨取汁液备用。将普洱茶放入茶壶中，冲入500毫升沸水，兑入姜汁和红糖，加盖焖泡5~10分钟即可。代茶频饮，1天内饮尽。5天为一个疗程。

功效主治　化痰止呕。适用于痰饮内阻所致之呕吐。

（四）豆蔻藿香茶

组　成　白豆蔻5克，藿香3克，枳壳3克，陈皮3克，生姜2片。

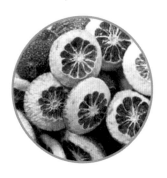

制法用法　将上述材料捣碎、研为粗末，连同生姜（或榨汁兑入）置入茶壶/杯中，先用凉开水漂洗一次，然后冲入800毫升沸水，加盖焖泡5~10分钟即可。代茶频饮，1天内饮尽。5天为一个疗程。

功效主治　疏肝理气、和胃止呕。适用于肝郁犯胃所致呕吐。

（五）理脾代茶饮

组　成　茯苓5克，白术5克，山药5克，陈皮3克，厚朴3克，焦三仙3克，炙甘草3克。

制法用法 将上述材料置于茶壶中，先用清水漂洗一次，然后加入清水1500毫升，武火煮沸后，转为文火煎煮10分钟左右即可，将茶汤倒入干净容器内备饮。代茶频饮，1天内饮尽。6天为一个疗程。

功效主治 益气健脾、和胃降逆。适用于脾胃虚弱型呕吐。

（六）益阴和胃代茶饮

组　成 石斛6克，干青果5枚，陈皮3克，菊花5克。

制法用法 将上述材料置于茶壶中，先用清水漂洗一次，然后加入清水1300毫升，武火煮沸后，转为文火煎煮5～10分钟即可，将茶汤倒入干净容器内备饮。代茶频饮，1天内饮尽。6天为一个疗程。

功效主治 养阴和胃止呕。适用于胃阴不足型呕吐。

（七）竹茹芦根茶

组　成 竹茹30克，芦根30克，生姜3片。

制法用法 将前两味药切碎，放入保温瓶中，加生姜2片，以沸水适量冲泡，频频饮用。

功效主治 清火降逆。适用于胃火上逆引起的呕吐。

（八）断红茶

组　成 干姜5克，当归3克，阿胶3克，蒲黄3克，柏叶3克，红茶3克。

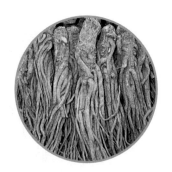

制法用法 将上述材料的煎煮液350毫升泡茶饮用，冲饮至味淡。

功效主治 温经止血。适用于呕吐，便血，尿血，月经过多。

（九）绿茶吴茱萸汤

组　成 绿茶0.5～1克，吴茱萸3～5克，甘草5克。

制法用法 先将吴茱萸、甘草用文火煎汤，泡茶温服；也可先将吴茱萸用醋浸透，然后加甘草、绿茶用开水冲泡后温服。

功效主治 温中散寒，健胃止呕。适用于头痛，脘腹胀痛，呕吐吞酸等。

（十）萝卜叶茶

组　成 白萝卜叶100克。

制法用法 将叶捣烂取其汁。用沸水冲泡，代茶饮用。

功效主治 消食化滞，健脾和胃。适用于恶心呕吐及因七情内伤、外感邪气，使脾胃损伤，积食不化，脘腹满闷，胀痛，厌食，食下即吐。

（十一）温胃茶

组　成 高良姜9克，荜茇9克，红茶3克。

制法用法 将前2味药共研为粗末，与红茶一起放入茶壶中，用沸水冲泡，加盖闷15分钟，代茶饮用（温饮），每日1剂。

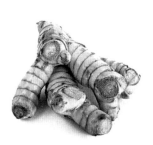

功效主治 温胃止呕。适用于呕吐（寒吐）。

（十二）芹菜根茶

组　成 鲜芹菜根10克，甘草15克，茶叶5克，鸡蛋1枚。

制法用法 将芹菜根、甘草加水煎沸取汁，一半冲鸡蛋服，另一半冲茶叶，饮服。每日1剂。

功效主治 清胃止呕，和胃健脾。适用于反胃呕吐。

（十三）生姜饴糖茶

组　成 鲜生姜10克，饴糖30克。

制法用法 将生姜洗净，切片，和饴糖一同放入茶杯中，用沸水冲泡，加盖闷10分钟，代茶顿饮，或频饮。每日1剂。

功效主治 解表散寒，和胃止呕。适用于感受寒邪之呕吐，对脾胃虚弱之老年、小儿患者尤宜。

（十四）半夏生姜茶

组　成 制半夏12克，生姜6克，伏龙肝200克。

> **制法用法** 将半夏、生姜切碎，置于保温杯中，再取伏龙肝加清水800毫升，煎沸20~30分钟，去渣，取汁冲泡，加盖闷30分钟，代茶频饮（温饮）。每日1剂。

> **功效主治** 温胃化饮，降逆止呕。适用于寒饮呕吐。

（十五）乌梅茶

> **组　成** 乌梅12克，冰糖15克，绿茶3克。

> **制法用法** 将上述材料同置保温杯中，用沸水冲泡，加盖闷15分钟，代茶饮用。每日1剂。

> **功效主治** 养胃止呕。适用于胃阴不足型呕吐。

（十六）二叶茶

> **组　成** 枇杷叶15克，荷叶15克。

> **制法用法** 将上述材料揉碎，放入茶杯中，用沸水冲泡，加盖闷5~10分钟，代茶饮用。

> **功效主治** 祛邪止呕。适用于外邪犯胃型呕吐。

（十七）清胃茶

> **组　成** 竹茹15克，荷花蒂15克，绿茶3克。

> **制法用法** 将上述材料捣碎放入茶杯中，用沸水冲泡，加盖温泡20分钟，代茶饮用，每日1剂。

> **功效主治** 清胃止呕。适用于热性呕吐。

（十八）参夏茶

> **组　成** 党参15克，姜半夏10克，红茶3克。

> **制法用法** 将上述材料共研为粗末，放入保温杯中，用沸水冲泡，加盖闷25分钟，代茶温饮。每日1剂。

> **功效主治** 益气健脾，降逆止呕。适用于脾胃虚寒型呕吐。

注意事项

起居慎防外邪侵袭，避免精神刺激，不得暴饮暴食，忌食生冷、辛辣、香燥食物，少食腥秽食物。呕吐剧烈者需卧床休息。若反复呕吐恶心，进食吞咽困难，并伴有胃部疼痛、形体消瘦的患者，应进一步检查以明确诊断，排除胃部恶性病变。

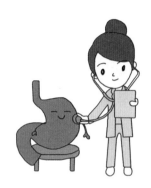

 ## 第六节　胃痛

胃痛是以胃脘部经常发生疼痛为主要特征的病症。胃痛偶尔还兼有恶心、嗳气、腹胀、大便不畅，是临床上常见的病证，发病率较高。

西医学的急慢性胃炎、胃痉挛、胃下垂、十二指肠溃疡、胃神经官能症等疾病，凡是以胃脘部疼痛为主要表现的，均可参考本病症应用茶疗方调治。

临床表现

（1）寒邪胃痛　胃痛发作较急，恶寒喜暖，得温痛减，遇寒加剧，口淡不渴，或喜热饮，苔薄白，脉弦紧。

（2）食滞胃痛　胃脘疼痛，腹胀食少，恶心欲呕，食入不化，气味腐臭，吐后胃痛减轻，大便不畅，舌苔厚腻，脉滑。

（3）气滞胃痛　胃痛腹胀，每遇烦恼郁怒则痛作或加重，胸闷嗳气，大便不畅，舌苔薄白，脉弦。

（4）郁热胃痛　胃部灼热疼痛，心烦易怒，恶心欲呕，口干口

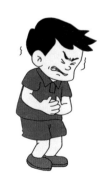

苦，舌红苔黄，脉弦数。

（5）瘀血胃痛　胃脘疼痛，痛如针刺，痛有定处，痛时持久，食后痛剧，入夜加重，舌质紫暗或有瘀斑，脉涩。

（6）湿热胃痛　胃脘灼热疼痛，口干口苦，渴不欲饮，头重如裹，身重肢倦，食少恶心，小便色黄，大便不畅，舌苔黄腻，脉滑数。

（7）阴虚胃痛　胃脘隐隐灼痛，似饥不欲食，口燥咽干，五心烦热，消瘦乏力，口渴思饮，大便干结，舌红少津，脉细数。

（8）虚寒胃痛　胃痛隐隐，绵绵不休，喜温喜按，空腹痛甚，得食缓解，劳累或受凉后发作或加重，神疲食少，手足不温，大便稀烂，舌淡苔白，脉虚弱。

茶疗法

（一）姜红茶

组　成　祁门红茶5克，生姜片2片，红糖半茶匙。

制法用法　将祁门红茶放入茶壶中，先用凉开水漂洗一次，然后放入洗净的生姜片（亦可切成丝状）和半茶匙红糖，加入500毫升沸水，调匀味道，加盖焖泡2分钟左右即可。代茶频饮，1天内饮尽。5天为一个疗程。

功效主治　温胃散寒止痛。适用于寒邪胃痛。

（二）玫瑰花乌龙茶

组　成　台湾乌龙茶6克，玫瑰花花瓣3克。

制法用法　将乌龙茶和玫瑰花花瓣置于茶壶中，先用凉开水漂洗一次，然后冲入500毫升沸水，加盖焖泡2分钟左右即可。代茶频饮，1天内饮尽。5天为一个疗程。

功效主治　消食导滞止痛。适用于食滞胃痛。

（三）茉莉花青皮茶

组　成　茉莉花茶6克，青皮5克。

制法用法　将茉莉花茶、青皮（剪碎）放入茶壶中，先用凉开水漂洗一次，然后冲入400毫升沸水，加盖焖泡2分钟左右即可。代茶频饮，1天内饮尽。5天为一个疗程。

功效主治 疏肝理气、和胃止痛。适用于气滞胃痛。

（四）清胃和肝代茶饮

组　成 黄芩6克，白芍5克，知母3克，玄参3克，麦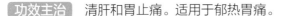
冬3克，扁豆5克。

制法用法 将上述材料置于茶壶，先用清水漂洗一次，然
后加入清水1500毫升，武火煮沸后，转为文
火煎煮10～15分钟即可，将茶汤倒入干净容
器内备饮。代茶频饮，1天内饮尽。5天为一个疗程。

功效主治 清肝和胃止痛。适用于郁热胃痛。

（五）双红茶

组　成 祁门红茶5克，玫瑰花3朵（约1克）。

制法用法 将红茶和玫瑰花置于茶壶，先用凉开水漂洗一次，然后冲入400毫升
沸水，加盖焖泡1分钟左右即可。代茶频饮，1天内饮尽。6天为一个
疗程。

功效主治 活血祛瘀止痛。适用于瘀血胃痛。

（六）理脾清化代茶饮

组　成 茯苓5克，白芍5克，菊花5克，白术3克，厚朴3克，橘皮3克，竹茹
3克，天花粉3克，枳壳3克，龙胆草3克，灯心草2扎。

制法用法 将上述材料置于茶壶，先用清水漂洗一次，然后加入清水1800毫
升，武火煮沸后，转为文火煎煮10～15分钟即可，将茶汤倒入干净
容器内备饮。代茶频饮，1天内饮尽。6天为一个疗程。

功效主治 清热化湿和胃。适用于湿热胃痛。

（七）清热平胃代茶饮

组　成 生地黄5克，天冬5克，丹皮3克，青皮3克，白芍3克，竹茹3克，石
斛3克，生甘草3克。

制法用法 将上述材料置于茶壶中，先用清水漂洗一次，然后加入清水1500毫

升，武火煮沸后，转为文火煎煮5~10分钟即可，将茶汤倒入干净容器内备饮。代茶频饮，1天内饮尽。6天为一个疗程。

> **功效主治** 清虚热、养阴和胃。适用于阴虚胃痛。

（八）橘花茶

> **组　成** 橘花3~5克，红茶末3~5克。

> **制法用法** 上两味沸水冲泡10分钟即可饮用。

> **功效主治** 温中理气，和胃止痛。适用于胃寒疼痛，食积不化，兼有咳嗽等。

（九）青山茶

> **组　成** 青皮5克，山楂3克，麦芽2克，神曲2克，草果2克，花茶3克。

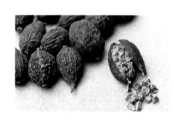

> **制法用法** 用300毫升开水冲泡后饮用，冲饮直至味淡。

> **功效主治** 理气消食。适用于食后胃痛，呃逆。

（十）佛手茶

> **组　成** 佛手5克，花茶3克。

> **制法用法** 用200毫升开水泡饮，冲饮直至味淡。

> **功效主治** 理气疏肝，化痰破积。适用于胃痛，胁胀，呕吐，噎膈反胃，癥瘕瘰疬。

（十一）桃仁杏归茶

> **组　成** 桃仁5克，杏仁3克，当归3克，花茶3克。

> **制法用法** 用前三味药的煎煮液350毫升泡茶饮用，冲饮直至味淡。

> **功效主治** 行滞化瘀，生肌止痛。适用于胃脘痛，胃及十二指肠溃疡，慢性结肠炎等。

（十二）香橼茶

> **组　成** 陈香橼1个。

> **制法用法** 陈香橼，清洗切制成粗末，煎水代茶饮。

功效主治 理气解郁，消痰利膈。适用于胸胁胃脘胀痛，呕哕食少，消化不良等。

（十三）丁香热水茶

组　　成 丁香1000克。

制法用法 将丁香焙干，捣碎，贮入瓷罐内备用。用时取丁香末1克，用滚开水冲。

功效主治 理气化痰，散寒止痛。适用于心腹、胃寒冷痛及疝气等。

（十四）绿梅茶

组　　成 绿茶6克，绿萼梅6克。

制法用法 上两味材料共用沸水冲泡。

功效主治 疏肝散郁，开胃。适用于肝胃气滞，两胁胀满，郁闷不舒，胃纳减少等。

注意事项

日常应重视精神和饮食调摄，保持精神愉快、性格开朗，劳逸结合，避免暴饮暴食或饥饱无常，饮食以少食多餐、清淡易消化为原则，可以减轻胃痛和减少胃痛发作机会。对于反复胃痛，并伴有消瘦、进食量少，出现黑色大便等病证的患者，需进一步做胃镜检查，以排除胃部恶性病变。

第七节　便秘

便秘，又称为功能性便秘，或称习惯性便秘。是临床常见多发病症，尤以中老年人多见。本病单发者为病，继发于其他疾病中者为症。

临床表现

（1）积热便秘　大便干结，腹胀腹痛，面红身热，口干口臭，烦躁不安，小便短赤，舌红苔黄燥，脉滑数。

（2）气滞便秘　大便干结，欲便不得，或大便不畅，腹胀肠鸣，胸闷嗳气，不欲饮食，舌苔薄腻，脉弦。

（3）寒积便秘　大便艰涩，腹痛冷痛，畏寒怕冷，手足冰凉，呃逆呕吐，舌苔白腻，脉弦紧。

（4）气虚便秘　粪质并不干硬，虽有便意，但排便困难，汗出气短，面白无华，疲倦懒言，舌淡苔白，脉弱。

（5）血虚便秘　大便干结，面色无华，心悸气短，失眠多梦，口唇色淡，舌淡苔白，脉细。

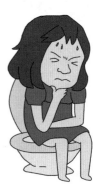

（6）阴虚便秘　大便干结如羊屎状，形体消瘦，口干口渴，心烦失眠，潮热盗汗，腰膝酸软，舌红少苔，脉细数。

（7）阳虚便秘　大便排出困难，小便清长，面色苍白，四肢不温，腹中冷痛，得热则减，腰膝酸软，舌淡苔白，脉沉迟。

茶疗法

（一）三香顺气茶

组　成　木香5克，香附3克，乌龙茶3克。

制法用法　将木香与香附捣碎、研为粗末，连同乌龙茶一同置入茶壶/杯中，先用凉开水漂洗一次，再倒入600毫升沸水，加盖焖泡5～10分钟即可。代茶频饮，1天内饮尽。5天为一个疗程。

功效主治　顺气导滞。适用于气滞便秘。

（二）桂香通便茶

组　成　木香5克，肉桂1.5克，厚朴3克，红茶3克。

制法用法　将木香、肉桂、厚朴捣碎并制为粗末，与红茶茶叶一同置入茶壶中，先用凉开水漂洗一次，再倒入700毫升沸水，加盖焖泡5～10分钟即可。代茶频饮，1天内饮尽。5天为一个疗程。

功效主治　温里散寒、行气通便。适用于寒积便秘。

（三）人参乌龙苁蓉茶

组　　成　人参乌龙茶6克，肉苁蓉5克。

制法用法　将肉苁蓉捣碎、研为粗末，与人参乌龙茶一同置入茶壶中，先用凉开水漂洗一次，再倒入600毫升沸水，加盖焖泡5～10分钟即可。代茶频饮，1天内饮尽。6天为一个疗程。

功效主治　补气润肠。适用于气虚便秘。

（四）润肠茶

组　　成　肉苁蓉5克，沉香1克，火麻仁3克。

制法用法　将上述三物捣碎、研为粗末，置入茶壶中，先用凉开水漂洗一次，再倒入500毫升沸水，加盖焖泡10分钟左右即可。代茶频饮，1天内饮尽。6天为一个疗程。

功效主治　益精养血、润燥通便。适用于血虚便秘。

（五）增液代茶饮

组　　成　生地黄5克，麦冬5克，玄参5克。

制法用法　将上述3物捣碎，研为粗末，置入茶壶中，先用凉开水漂洗一次，再倒入800毫升沸水，加盖焖泡10分钟左右即可。代茶频饮，1天内饮尽。6天为一个疗程。

功效主治　养阴增液、润肠通便。适用于阴虚便秘。

（六）苁蓉肉桂茶

组　　成　肉苁蓉5克，肉桂1.5克，蜂蜜适量。

制法用法　将肉苁蓉与肉桂捣碎、研为粗末，置入茶壶中，先用凉开水漂洗一次，再倒入500毫升沸水，加盖焖泡5～10分钟，兑入蜂蜜调匀即可。代茶频饮，1天内饮尽。6天为一个疗程。

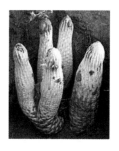

功效主治　温阳、润肠、通便。适用于阳虚便秘。

（七）木枳茶

组　　成　木香5克，枳壳3克，大黄1克，牵牛子1克，生姜3克，花茶3克。

制法用法　用350毫升水将前五味煎煮至水沸后，冲泡花茶即可。

功效主治　行滞消瘀。适用于气滞血阻所致腹胁胀满、大便不利。

（八）当归柏仁茶

组　　成　当归5克，柏子仁3克，花茶3克。

制法用法　将前两味药洗净，放入砂锅中，加水煎沸后取汁300毫升，冲泡花茶即可。

功效主治　养血润燥。适用于老年便秘。

（九）香蕉柏仁茶

组　　成　鲜香蕉（去皮）2根，柏子仁5克，红茶3克。

制法用法　用香蕉、柏子仁的煎煮液泡茶饮用。可加入适量蜂蜜。

功效主治　润肠通便，清热解渴。适用于阴虚咽干口渴，肠燥便秘。

（十）四仁通便茶

组　　成　炒杏仁10克，松子仁10克，火麻仁10克，柏子仁10克。

制法用法　将上述材料共捣碎，放入保温杯中，用沸水冲泡，加盖闷15分钟，代茶饮用。每日1剂。

功效主治　润肠通便。适用于阴虚患者及老年津枯液少之便秘。

（十一）黄芪白芍茶

组　　成　炒黄芪30克，山药30克，白芍30克，炒党参15克，甘草12克。

制法用法　将上述材料共研为粗末，放入保温杯中，用沸水冲泡，加盖闷30分钟后，代茶饮用。或煎汤取汁，代茶饮用。每日1剂，每日服3次。

功效主治　补中益气，养血润肠。适用于气虚便秘。

（十二）锁阳桑椹茶

组　成	锁阳15克，桑椹30克，蜂蜜30克。
制法用法	将前2味药共研为粗末，置入保温杯中，用沸水冲泡，加盖闷30分钟后，调入蜂蜜拌匀，代茶饮用。每日1剂。
功效主治	补肾益精，润燥滑肠。适用于便秘。症见大便干涩、小便清长、腹中冷痛等。

（十三）二仁茶

组　成	郁李仁15克，火麻仁15克，槟榔15克。
制法用法	将郁李仁水泡去皮，火麻仁、槟榔捣碎，一起放入保温杯中，用沸水冲泡，加盖闷30分钟，代茶饮用。每日1剂。
功效主治	清热润肠，化瘀行气。适用于便秘。症见排便困难、大便干燥、腹满胁胀等。

（十四）芝麻杏仁茶

组　成	黑芝麻10克，甜杏仁8克，冰糖适量。
制法用法	将黑芝麻拣去杂质洗净，小火烘干备用，杏仁洗净晾干，共捣烂，放入茶杯内，用沸水冲泡，加入冰糖，令溶，代茶饮用。每日1剂。
功效主治	润肠通便，润肺止咳。适用于老年性便秘和肺阴不足之久咳少痰等。

注意事项

便秘与个人起居饮食习惯具有较大关系。在饮食方面忌辛辣肥腻食物，多食用新鲜蔬菜、水果及粗纤维食品，多饮水。另外应保持心情舒畅，忌情绪抑郁。患有习惯性便秘的患者，需适当增加体力活动或体育活动，并按时上厕所，养成排便习惯。

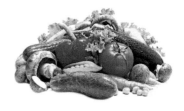

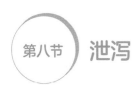

第八节 泄泻

泄泻是一种常见症状，俗称"拉肚子"，是指排便次数显著超过平日习惯的频率，粪质稀薄，水分增加，每日排便量多于200克，或含未消化食物或脓血、黏液。

临床表现

急性泄泻中医学分为下列几种类型。

（1）寒湿泄泻型　泄泻清稀，严重者如水样，脘闷食少，腹痛肠鸣，苔白腻，脉濡缓。

（2）湿热泄泻型　泄泻腹痛，粪色黄褐，气味臭秽，泻下急迫或是泻而不爽，肛门灼热或身热口渴，小便短黄，苔黄腻，脉滑数或濡数。

（3）伤食泄泻型　泻下稀便，伴有不消化食物，臭如败卵，腹痛肠鸣，泻后痛减，脘腹胀满，嗳腐酸臭，不思饮食，苔垢浊或厚腻，脉滑。

慢性泄泻中医学分为下列几种类型。

（1）脾虚泄泻型　因稍进油腻食物或饮食稍多，大便次数显著增多而发生泄泻，伴有不消化食物，大便时泻时溏，迁延反复，饮食不佳，食后脘闷不舒，神疲倦怠，面色萎黄，舌淡苔白，脉细弱。

（2）肾虚泄泻型　黎明前脐腹作痛，肠鸣即泻，泻后即安，泻下完谷，小腹冷痛，形寒肢冷，腰膝酸软，舌淡苔白，脉细弱。

（3）肝郁泄泻型　每逢抑郁恼怒或情绪紧张时，即发生腹痛泄泻，腹中肠鸣，攻窜作痛，腹痛即泻，泻后痛减，胸胁胀闷，嗳气食少，舌淡，脉弦。

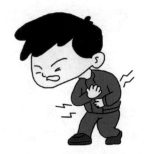

茶疗法

（一）紫笋硫黄茶

组　成　硫黄9克，诃子皮9克，紫笋茶9克。

制法用法　将硫黄研为细末，装入干净布袋包，与诃子皮、紫笋茶一同加入适量水，煎沸10～15分钟即可，过滤取汁饮用。

功效主治　温肾壮阳，敛涩止泻。适用于肾阳虚衰（命门火衰），五更泄泻，腹部冷痛，四肢不温，或久泻不止。

（二）无花果叶茶

组　成　干无花果叶10克，适量白糖。

制法用法　用沸水冲泡无花果叶，代茶频饮。

功效主治　清热解毒，止泻。适用于湿热泄泻，带下，痔疮，痈肿疼痛，瘰疬。

（三）地锦草茶

组　成　地锦草75克。

制法用法　用水煎煮，加糖代茶饮。

功效主治　清热解毒，活血，止血，利湿，通乳。适用于菌痢，肠炎等。

（四）厚朴花姜红茶

组　成　厚朴花6克，红茶5克，生姜3片。

制法用法　将厚朴花剪碎，与红茶茶叶、姜片（或取汁兑入）一同置入茶壶中，先用凉开水漂洗一次，再倒入600毫升沸水，加盖闷泡5～10分钟即可。代茶频饮，1天内饮尽。5天为一个疗程。

功效主治　芳香化湿、解表散寒。适用于寒湿泄泻，兼有风寒外感。

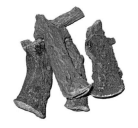

（五）败酱木香茶

组　成　败酱草6克，木香5克，绿茶5克。

制法用法　将败酱草和木香捣碎、研为粗末，与绿茶一同置入茶壶，先用凉开水漂洗一次，再倒入800毫升沸水，加盖闷泡5～10分钟即可。代茶频饮，1天内饮尽。5天为一个疗程。

功效主治 清热解毒、利湿止泻。适用于湿热泄泻。

（六）双花消滞茶

组　　成 台湾乌龙茶5克，玫瑰花3克，厚朴花3克，山楂3克，陈皮3克。

制法用法 将山楂、陈皮捣碎并研为粗末，连同其他材料放入茶壶中，先用凉开水漂洗一次，再倒入900毫升沸水，加盖闷泡5～10分钟即可。代茶频饮，1天内饮尽。3天为一个疗程。

功效主治 理气止泻、消食导滞。适用于伤食泄泻。

（七）香苓代茶饮

组　　成 茯苓5克，木香3克，香附3克，干姜3克。

制法用法 将上述四物捣碎、研为粗末，置入茶壶中，先用凉开水漂洗一次，再倒入800毫升沸水，加盖闷泡10分钟左右即可。代茶频饮，1天内饮尽。6天为一个疗程。

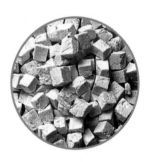

功效主治 健脾止泻。适用于脾虚泄泻。

（八）温肾治泄茶

组　　成 淫羊藿5克，木香3克，炒神曲5克。

制法用法 将上述三物捣碎、研为粗末，置入茶壶中，先用凉开水漂洗一次，再倒入700毫升沸水，加盖闷泡5～10分钟即可。代茶频饮，1天内饮尽。6天为一个疗程。

功效主治 温补脾肾、固涩止泻。适用于肾虚泄泻。

（九）四陈茶

组　　成 陈皮3克，陈香橼3克，陈枳壳3克，陈年普洱茶3克。

制法用法 先将前3味捣碎、研为粗末，连同普洱茶放入茶壶中，先用凉开水漂洗一次，再倒入700毫升沸水，加盖闷泡5～10分钟即可。代茶频饮，1天内饮尽。5天为一个疗程。

功效主治 理气舒郁、健脾止泻。适用于肝郁泄泻。

（十）细茶食醋汤

组　　成 细茶1~3克，食醋15毫升。

制法用法 取细茶、食醋，用开水冲泡，即可饮用。

功效主治 抗菌消炎，收敛止泻，解毒。适用于泄泻等病证。

（十一）绿茶五倍子汤

组　　成 绿茶1克，五倍子5~10克，蜂蜜25克。

制法用法 将五倍子加水煮汤后加入绿茶、蜂蜜泡服；亦可先将五倍子打碎，文火炒黄、研末，待冷却后，与茶、蜜一起煮服。

功效主治 收敛止血，抗菌抗病毒。适用于久泻，肺虚久咳等。

（十二）止泻茶

组　　成 四川绿茶9克，金银花9克，玫瑰花6克，陈皮6克，茉莉花3克，甘草3克。

制法用法 将上述材料用沸水浸泡（加盖封闭，勿令泄气），10~12分钟后即可服用。每日可分3~5次饮用。小儿用量酌减。

功效主治 收敛固肠，理气止痛，活血止血，强心利尿，清热解毒。适用于急、慢性肠炎，细菌性痢疾，泄泻等。

（十三）二花茶

组　　成 红茶10克，金银花10克，玫瑰花6克，甘草6克，黄连6克。

制法用法 上述材料加水煎取汁。顿服。

功效主治 清热解毒，行气止痛，固肠止泻。适用于急、慢性肠炎，下痢，泄泻。

（十四）柚姜止泻茶

组　　成 老柚壳9克，茶叶6克，生姜2小片。

制法用法 先将前两味共研为细末，再把生姜煎汤，候温送服前两味细末，不拘时服。

功效主治　温中，理气，止泻。适用于腹中冷痛，腹泻如水样。

（十五）桑寄芎茶

组　成　桑寄生5克，川芎3克，防风3克，甘草3克，花茶3克。

制法用法　用前四味药的煎煮液300毫升泡茶饮用，冲饮直至味淡。

功效主治　祛风活血化瘀。适用于脓毒血痢。

（十六）暑泻茶

组　成　炒黄芩10克，鸡苏散15克。

制法用法　将黄芩研为粗末，与鸡苏散一起放入保温杯中，用沸水冲泡，加盖闷15分钟，代茶饮用。每日1剂。

功效主治　清热燥湿，疏风祛暑。适用于暑湿泄泻。

（十七）姜矾苏叶茶

组　成　干姜10克，白矾30克，茶叶10克，紫苏叶3克。

制法用法　将上述材料研为粗末，和匀，备用。每次取10克放入茶杯中，用沸水冲泡，加盖闷15分钟，代茶饮用。每日2次。也可制为散剂，每服2~3克，温开水送服，每日服2~3次。

功效主治　温脾，涩肠，止泻。适用于腹泻。

（十八）石膏竹叶茶

组　成　生石膏（先煎）50克，鲜竹叶40克，白扁豆15克，荷蒂1个，红糖20克。

制法用法　将前4味药加水煎2次，将煎液混合，加入红糖，和匀，代茶饮用。每日1剂。

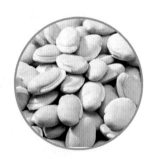

功效主治　清热祛湿，健脾止泻。适用于湿热或暑湿腹泻。

（十九）六和茶

组　成　藿香45克，杏仁45克，木瓜45克，苍术45克，川厚朴30克，党参30克，半夏60克，赤茯苓60克，扁豆60克，砂仁15克，甘草15克，茶叶120克。

制法用法 将上述材料拣净，杏仁去皮尖，苍术烘干。上述材料共研为粗末，和匀，备用。每次用9克，加生姜2片，大枣2枚，置入茶杯中，用沸水冲泡，加盖闷15～20分钟（或煎汤），代茶饮用。每日2次。

功效主治 理气化湿，健脾止泻。适用于脾胃久虚、恶心呕吐、咳嗽痰多、腹胀腹泻等。

（二十）苦参银花茶

组　　成 苦参10克，金银花炭10克，茶叶5克。

制法用法 将上述材料共研为粗末，放入保温杯中，用沸水冲泡，加盖闷15分钟，代茶饮用。每日1剂。

功效主治 清热，利湿，止泻。适用于湿热泄泻。

（二十一）白术茶

组　　成 炒白术20克，山楂6克，炮姜10克，红茶3克。

制法用法 将上述材料共研为粗末，放入保温杯中，用沸水冲泡，加盖闷20～30分钟，代茶温饮。每日1剂。

功效主治 健脾消食，温中止泻。适用于脾虚泄泻。

（二十二）石榴皮茶

组　　成 石榴果皮15克，绿茶3克，红糖30克。

制法用法 将石榴皮洗净，切丝，与茶、糖一同置入保温杯中，用沸水冲泡，加盖闷20～30分钟，代茶饮用。每日1剂。

功效主治 收敛，抑菌，止泻止痢。适用于久泻久痢、肠风下血（包括慢性细菌性痢疾、肠炎、肠结核等）。

注意事项

平时应注意饮食卫生，饮食宜清淡，少食生冷、辛辣、肥腻食物，不饮生水；保持情志愉快，忌抑郁恼怒；适当参加体育锻炼，以增强体质。急性泄泻患者应在每次大便后，用软纸轻轻擦拭肛门并且用温水清洗，以免肛门发生感染，黏膜溃破；重度泄泻者，需注意防止津液亏损，及时补充体液。对于反复泄泻、迁移不愈者，或伴脓血样大便、体重下降者，应进一步采取有关检查，如血液化验、X线、肠镜等，以明确诊断，避免耽误病情。

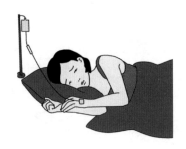

第九节 高血压

高血压，属中医学的"头痛""眩晕"等病范畴。是一种动脉血压增高的临床综合征。多发生在40岁以上的中老年人，是临床常见高发病，对人体健康危害较大。高血压可分为原发性与继发性两种。原发性为高血压病，继发性高血压是由其他疾病导致，如肾病、内分泌疾病、颅内病变、妊娠期等造成的一种证候，而不是一个独立的病症。

临床表现

高血压病除了血压增高外，并伴颈后或头部胀痛，头晕眼花，心慌或胸闷，四肢发麻，或头重脚轻，如坐舟中。日久不愈，严重者还能够引起动脉硬化，并发心脏病、肾脏病或诱发脑卒中等病变。

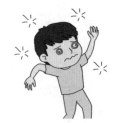

茶疗法

（一）荠菜茶

组　　成　荠菜20克（春末夏初采荠菜全草）。

制法用法　将荠菜洗净，晒干，切碎，置于保温杯中，用沸水冲泡，代茶频饮。

功效主治　清热凉肝，利尿降压。适用于肝阳上亢型高血压。

（二）菊槐花茶

组　　成　菊花3克，槐花3克，绿茶3克。

制法用法　将上述材料放入茶杯中，用开水冲泡，加盖闷5～10分钟，代茶频饮。

功效主治　清热，平肝，降压。适用于肝阳上亢型各期高血压。

（三）苦丁茶

组　　成　苦丁茶2克，干玉米须7～8克。

制法用法　将上述材料放入杯中，用沸水冲泡，加盖闷5～10分钟。代茶饮用。每日1剂。

功效主治　清热利尿，平肝降压。适用于原发性高血压。

（四）莲心茶（一）

组　　成　莲子心2～3克。

制法用法　将上述材料放入杯中，用开水冲泡，代茶频饮，每日1剂。

功效主治　清心火，降血压。适用于原发性高血压（肝火上炎型）。

（五）降压茶

组　　成　蒺藜30克，白菊花20克，葛根20克，钩藤20克，决明子20克，枳壳10克。

制法用法　将上述材料共研为粉末、和匀，用茶滤纸包装，每包5克，备用，每次用1包，放入杯中。用开水冲泡，代茶饮用。

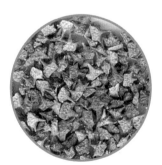

功效主治　清肝，平肝，降压。适用于原发性高血压。

（六）桑菊银花茶

组　　成　桑叶4克，菊花6克，金银花8克。

制法用法　将上述材料放入保温杯中，用沸水冲泡10～15分钟后，代茶饮用。

通常冲泡2次后，药渣即可弃去另换（1日可换2或3次），不得煎熬，以免破坏有效成分。

功效主治 祛风清肝，明目，降压。适用于高血压病、头目眩晕。

（七）清热理气茶

组　成 甘菊花9克，霜桑叶9克，炒谷芽9克，橘红4.5克，炒枳壳4.5克，鲜芦根90克，炒建曲6克，水牛角45克，茶叶3克。

制法用法 先将芦根洗净，切碎，上述材料共为粗末，每日1剂，水煎代茶用，温服。

功效主治 清热明目，理气和胃。适用于早期高血压，头晕目眩，恶心呕吐等。

（八）菊花山楂茶

组　成 菊花10克，山楂10克，茶叶10克。

制法用法 将上述材料放入保温杯中，用沸水冲泡，加盖闷10～15分钟，代茶饮用。每日1剂。

功效主治 清热化痰，消食健胃，降脂降压。适用于高血压、冠心病和高脂血症。

（九）山楂荷叶茶（一）

组　成 山楂30克，荷叶12克，红茶3克。

制法用法 上述材料加水500毫升，煎至300毫升，或文火煎煮15～20分钟后，去渣取汁，代茶饮用，不限次数。

功效主治 活血化瘀，降脂降压，消食化浊。适用于高脂血症、动脉硬化和高血压等。

（十）杜仲夏枯茶

组　成 杜仲5克，夏枯草3克，绿茶3克。

制法用法 上述三味洗净，共置壶中，用沸水250毫升冲泡5分钟即可。

功效主治 补肾清肝，降血压。适用于高血压，头晕目眩。

（十一）西瓜决明茶

组　　成　西瓜翠衣30克，决明子9克。

制法用法　决明子炒熟，与西瓜翠衣制成粗末，放入壶中，用沸水250毫升冲泡5～10分钟即可。

功效主治　清凉，平肝，降压。防治高血压，适用于头眩伴有水肿者。

（十二）旱芹车前茶

组　　成　鲜旱芹菜100克，鲜车前草100克。

制法用法　上述两味，洗净切碎，放置壶中，用沸水250毫升冲泡5分钟即可。

功效主治　平肝，清热，利尿，降压。适用于高血压头昏目眩，时有水肿。

（十三）豨莶归茶

组　　成　豨莶5克，当归3克，川萆薢2克，川芎2克，威灵仙2克，花茶5克。

制法用法　用上述诸药的煎煮液400毫升，泡茶饮用。

功效主治　养血和血，熄风，通络。适用于中风口眼歪斜，手足不遂，语言謇涩，口角流涎，腰腿无力，筋骨挛强。

（十四）山楂银菊茶

组　　成　山楂10克，金银花10克，菊花10克。

制法用法　将山楂拍碎，与其余两物共置入一壶中，用沸水冲泡5分钟即可。

功效主治　化瘀消脂，清凉降压。适用于肥胖、高脂血症和高血压。

（十五）三宝茶

组　　成　菊花、罗汉果、普洱茶各等份（或各6克）。

制法用法　上述三味药洗净后，共研成粗末，用纱布袋（或是滤泡纸袋）分装，每袋20克。每次1袋，倒入杯中，用沸水冲泡即可。

功效主治　降压，消脂，减肥。防治高血压，高脂血症及肝阳上亢型头痛、头晕等。

（十六）决明罗布麻茶

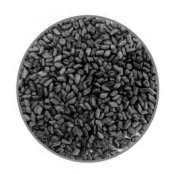

组　　成	炒决明子12克，罗布麻10克。
制法用法	将上述两味药共同洗净切碎，放入壶中，以沸水浸泡15分钟即可。
功效主治	清热平肝。适用于高血压，头晕目眩，烦躁不安，属于肝阳上亢类型者。

（十七）金豆儿

组　　成	决明子、大豆各适量。
制法用法	将决明子用清水洗净晾干，与大豆一同放入水里略煮片刻，捞出用锅炒至微黄，发出香气即可。每次取10克，煎水代茶饮。
功效主治	清肝明目，健脾利水。适用于各种眼疾，高血压，脾虚水肿。

（十八）三子茶

组　　成	荠菜子6克，青葙6克，决明子6克。
制法用法	上述三味洗净，制成粗末，装入纱布包，置于壶中，用沸水250毫升冲泡5分钟即可。
功效主治	平肝，降压。适用于各期高血压头痛、眩晕等。

注意事项

（1）有持续运动的习惯　宜做有氧运动。有氧运动同减肥一样能够降低血压，如散步、慢跑、太极拳、骑自行车和游泳均是有氧运动。

（2）患者可通过改变自己的行为方式，培养对自然环境及社会的良好适应能力，避免情绪激动和过度紧张、焦虑，遇事要冷静、沉着；当有较大的精神压力时需设法释放，向朋友、亲人倾吐或鼓励参加轻松愉快的业余活动，将精神倾注在音乐中或寄情于花卉中，使自己生活在最佳境界中，从而维持稳定的血压。

（3）定期测量血压，1~2周需至少测量一次。

（4）治疗高血压应坚持"三心"，即信心、决心、恒心，仅有这样做才能防止或推迟机体重要脏器受到损害。

（5）定时服用降压药，自己不得随意减量或停药，可在医生指导下视病情给予调整，防止血压反跳。

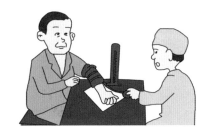

第十节　冠心病

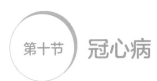

> 冠状动脉粥样硬化性心脏病，简称冠心病，又成为"缺血性心脏病"。属中医学的"胸痹""真心痛""胸痛"等病范畴。是中老年人的常见多发病。

临床表现

（1）隐匿型冠心病（也称无症状型冠心病）　患者无临床症状，但在静息时或在负荷运动试验后有心电图的ST段压低，T波低平或倒置等心肌缺血的心电图的变化；病理学检查无显著心肌组织的形态学改变。

（2）心绞痛型冠心病　患者有发作性胸骨后疼痛，为一过性心肌供血不足导致。心肌无明显组织形态学改变。

（3）心肌梗死型冠心病　患者症状严重，具有胸骨后剧烈而又持久的疼痛，严重者可出现休克、心力衰竭或严重的心律失常，为冠状动脉闭塞导致的心肌急性缺血性坏死引起。病理学可见冠状动脉存在广泛的粥样硬化病变，显微镜下可见心肌细胞的凝固性坏死。

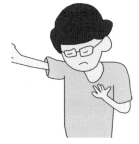

（4）缺血性心肌病型冠心病　患者表现为心脏增大、心力衰竭以及心律失常，为长期心肌缺血引起心肌纤维化所致。

（5）猝死型冠心病　因原发性心搏骤停而猝死，大多是心肌局部发生电生理紊乱，引起严重的室性心律失常导致。

茶疗法

（一）山楂益母茶

组　　成　山楂30克，益母草10克，茶叶5克。

制法用法　将山楂制为粗末，与益母草、茶叶一起放入保温杯内，用沸水冲泡，加盖闷20分钟，代茶饮用。每日1剂。

功效主治　清热化痰，活血通脉，消食降脂。适用于气滞血瘀、心络受阻型冠心病。

（二）银杏叶茶

组　　成　银杏叶5克（鲜品15克），茶叶3克。

制法用法　将上述材料放入杯内，用沸水冲泡，加盖闷片刻，代茶饮用。每日2剂。

功效主治　益心敛肺，化湿止泻。适用于冠心病、心绞痛、血清胆固醇过高症、痢疾、肠炎等。

（三）香蕉茶

组　　成　香蕉干片50克，茶叶10克，蜂蜜少许。

制法用法　先用沸水1杯，冲泡茶叶，再将香蕉去皮研碎，加蜂蜜调入茶水中，和匀，代茶饮用。每日1剂。

功效主治　降压，润燥，滑肠。适用于冠心病，动脉硬化及高血压病。

（四）参香通脉茶

组　　成　丹参200克，党参150克，沙参120克，檀香50克。

制法用法　将上述材料共制为粗末，和匀，备用。每次用40～50克，放入热水瓶中，用沸水冲泡，加盖闷15～20分钟，代茶频饮。

功效主治　活血理气，补气润肺。适用于冠心病。

（五）强心茶

组　　成　黄芪150克，附子150克，益母草150克，麦冬150克，茶树根200克。

制法用法　将上述材料共研为粗末，和匀，备用，每次用30克用纱布包好，置入保温杯中，用沸水冲泡，加盖闷15分钟，代茶饮用，不拘时服，每日2次。

功效主治　温阳益气，活血强心。适用于冠心病和心功能不全，症见胸闷、气急、肢冷畏寒，面目虚浮，舌紫暗，脉结代等。

（六）蒲灵茶

组　成　五灵脂6克，蒲黄6克，茶叶3克。

制法用法　将前2味制为粗末，与茶叶一起放入保温杯中，用沸水冲泡，加盖闷30分钟，代茶频饮。每日1剂。

功效主治　活血化瘀。适用于气滞血瘀、心络受阻型冠心病。

（七）附子甘草茶

组　成　熟附子5～10克，红茶0.5～1克，炙甘草5克。

制法用法　先将熟附子洗净后切片，置入砂锅中，用水先煎10～15分钟，再下甘草煮10分钟后滤过取汁，冲泡红茶即可。

功效主治　益心阳，除寒湿。适用于心血管疾病和血液病。如心功能不全，下肢水肿者心悸等。

（八）高心茶

组　成　老茶树根（10年以上者）30～60克，锦鸡儿（土黄芪）30克，糯米酒少许。

制法用法　前两味洗净晒干后切细，放入砂锅，加适量的水，掺入糯米酒少许，煎沸30分钟，取汁即可。

功效主治　强心，活血，降压。适用于高血压性心脏病，冠心病并发高血压，心悸气短，失眠，水肿等。

（九）风心茶

组　成　老茶树根（10年以上者）30～60克，枫荷梨30克，万年青6克，糯米酒少许。

制法用法　前三味洗净晒干后切细，放入砂锅，加适量的水，掺入糯米酒少许，煎沸30分钟，取汁即可。

功效主治 祛风，强心，利湿。适用于风湿性心脏病导致的心悸、气短、胸闷、水肿等。

（十）瓜蒌薤白茶

组　　成 薤白90克，瓜蒌子90克，半夏45克。

制法用法 将上述材料研成粗末。每取20～40克，放热水瓶中，倒入半瓶沸水，10毫升绍兴黄酒，闷10～20分钟后，代茶频饮。

功效主治 宽胸通阳，散结，止痛。适用于胸痹心痛。阴虚、气虚者慎用。

注意事项

（1）尽可能避免诱因的发生，如情绪激动、饱餐、过度劳累、寒冷、用力排便、吸烟、饮酒等。

（2）坚持治疗，遵医嘱接受治疗，禁止擅自减药、换药、停药。

（3）若没有胸闷、胸痛、气短等不适症状，应循序渐进适当参加活动。

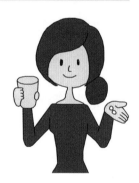

 第十一节 高脂血症

高脂血症是指血浆中脂质浓度值超过正常范围。中医学无此病名。本症在临床上较为常见。且多并发于原发性高血压、糖尿病、肥胖症等病中，目前逐渐增多，应加以重视。

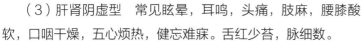

临床表现

（1）痰湿内阻型　常见于肥胖之人，患者经常头晕胀痛，胸脘痞闷，严重者呕恶痰涎，身沉肢重，乏力倦怠。舌淡，边有齿痕，苔白滑腻，脉濡滑。

（2）肝胆瘀滞型　患者平时性情抑郁，情绪不宁，伴胸闷，或胁肋胀痛，脘痞嗳气，泛酸苦水，妇人可见月经不调，经前乳胀、腹痛。舌淡，苔薄白，脉弦等症。

（3）肝肾阴虚型　常见眩晕，耳鸣，头痛，肢麻，腰膝酸软，口咽干燥，五心烦热，健忘难寐。舌红少苔，脉细数。

（4）脾肾阳虚型　患者大多形体肥胖，形神衰退，头昏头晕，耳鸣，腰膝酸软，形寒怕冷，腹胀纳呆，肠鸣便溏，阳痿滑精。舌体淡胖，边有齿印，苔中根白腻，脉象沉细而迟。

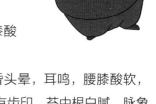

茶疗法

（一）楂荷茶

组　　成　山楂15克，荷叶12克。

制法用法　将上述材料制为粗末放入杯中，用沸水冲泡，加盖闷20～30分钟，代茶饮用。或是煎汤代茶，每日服2次。每日1剂。

功效主治　活血消积，消暑降脂。适用于痰瘀型高脂血症。兼治高血压及单纯性肥胖症。

（二）健身降脂茶

组　　成　绿茶10克，何首乌15克，泽泻10克，丹参15克。

制法用法　将后3种药共研为粗末，与绿茶一起放入保温杯中，用沸水冲泡，加盖闷20～30分钟，代茶频服。每日1剂。

功效主治　活血利湿，降脂减肥。适用于高脂血症或形体肥胖。

（三）山楂核桃茶

组　成　核桃仁50克，山楂18克（鲜品50克），白糖50克。

制法用法　先将核桃仁用水浸泡40分钟，洗净后磨浆备用，然后将山楂捣碎（鲜品洗净后再拍破），置入砂锅中，加水煎煮30分钟后，去渣，将汁浓缩约200毫升，放入白糖搅溶后，再将核桃仁浆慢慢倒入，搅匀，煎至数沸即成。代茶饮用。每日1剂。

功效主治　补肾，润肠，消食积，散瘀血，降脂降压。适用于冠心病、高血压、高脂血症及老年便秘等。

（四）乌龙消脂益寿茶

组　成　乌龙茶6克，槐角18克，何首乌30克，冬瓜皮18克，山楂15克。

制法用法　将后4味研为细末，放入热水瓶中，用适量沸水冲泡，加盖闷20分钟后，再放入乌龙茶，轻摇热水瓶，继续闷5～6分钟，代茶频饮。每日1剂。

功效主治　消脂减肥益寿。适用于中老年人高脂血症、高血压，或伴发冠心病，常有头晕、胸闷，形体肥胖，头昏、全身乏力。

（五）泽泻荷叶茶

组　成　泽泻15克，荷叶10克，绿茶3克。

制法用法　将上述材料放入保温杯中，用沸水冲泡，加盖闷10～15分钟，代茶频饮。每日1剂。

功效主治　利湿导浊，降脂减肥。适用于高脂血症及肥胖症。

（六）复方苦丁茶

组　成　苦丁茶4.5克，生山楂10克，决明子5克，生白矾0.5克。

制法用法　将上述材料捣成粗末，放入保温杯内，用沸水冲泡，加盖闷20分钟，代茶饮服。可长期饮用。

功效主治　清热化痰消食、活血化瘀降脂。适用于高脂蛋白血症。

（七）山楂根茶

组　　成	山楂根10克，茶树根10克，荠菜花10克，玉米须10克。
制法用法	将山楂根、茶树根洗净，制成粗末，加入荠菜花和切碎的玉米须后，一同放入砂锅中，加入适量水后文火慢煎，再取汁即可。
功效主治	降脂，化浊，利尿。适用于高脂血症和肥胖等。

（八）绿茶决明子汤

组　　成	决明子5～10克，绿茶1～1.5克，冰糖25克。
制法用法	用文火将决明子炒至鼓起，呈黄褐色。配绿茶、冰糖，放入杯中，一起用开水冲泡即可。
功效主治	清肝明目，利水通便。适用于高血压，高脂血症，大便秘结，视物模糊等。

注意事项

（1）就餐次数不能少　空腹时间越长，体内脂肪积聚的可能性也越大。

（2）避免晚餐时间太晚　晚餐时间太晚，难以消化的食物，会导致胆固醇在动脉壁上沉积，促进动脉硬化的发生。

（3）避免晚餐过量　晚间人的基础代谢下降，食物容易消化和吸收；同时，晚上活动量少，能量消耗少，进食较多，可转化成脂肪。

（4）忌不限制总热量　一般的成年人，每日摄入1200～1500千卡的热量已经足够（体力劳动者可多些）。

（5）不得盲目节食　长期限制饮食，体内缺糖，葡萄糖变成α-磷酸甘油不足。使肝脏与脂肪中的α-磷酸甘油下降，导致三酰甘油合成减少，血中含量也降低，长久会造成严重营养不良。

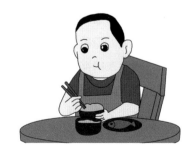

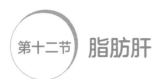

第十二节 **脂肪肝**

脂肪肝是由于过量脂肪在肝内堆积的一种病症。当肝内脂质尤其是三酰甘油过多堆积，超过肝重的10%，则称"脂肪肝"。中医无此病症。本病在临床上较为常见。肥胖型体质者尤易诱发。

临床表现

脂肪肝的临床表现多样，轻度脂肪肝常无临床症状，易被忽视。据记载，约25%以上的脂肪肝患者临床上可以无症状。有的只有疲乏感，而多数脂肪肝患者较胖，故很难发现轻微的自觉症状。因此目前脂肪肝患者多于体检时偶然发现。中重度脂肪肝有类似于慢性肝炎的表现，可出现食欲不振、疲倦乏力、恶心、呕吐、体重减轻、肝区或右上腹隐痛等。肝脏轻度肿大可发生触痛，质地稍韧、边缘钝、表面光滑，少数患者可有脾肿大和肝掌。当肝内脂肪沉积过多时，可导致肝被膜膨胀、肝韧带牵拉，而引起右上腹剧烈疼痛或压痛、发热、白细胞增多，易误诊成急腹症而作剖腹手术。脂肪囊泡破裂时，脂肪颗粒进入血液也可造成脑、肺血管脂肪栓塞而突然死亡。当肝细胞脂肪堆积压迫肝窦或小胆管时，门静脉血流及胆汁排泄受阻，出现门静脉高压和胆汁淤积。因急性化学物品中毒、药物中毒或急性妊娠期脂肪肝，其临床表现多呈现急性或亚急性肝坏死的表现，易与重症肝炎相混淆。另外，脂肪肝患者也常有舌炎、口角炎、皮肤淤斑、四肢麻木、四肢感觉异常等末梢神经炎的改变。少数患者也可有消化道出血、牙龈出血、鼻衄等。重度脂肪肝患者可出现腹水和下肢水肿、电解质紊乱如低钠、低钾血症等，脂肪肝表现多样，遇到诊断困难时，可做肝活检确诊。

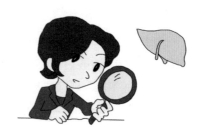

茶疗法

（一）消脂益肝茶

组　　成 柴胡2克，丹参2克，北山楂2克，白芍2克，枳壳2克，安溪铁观音茶40克。

制法用法 将上述前5味共研为粗末，与茶叶混匀后制成袋泡茶，每袋10克，备用。每次1袋，每日2次。放入茶杯中，用开水冲泡，代茶频饮。

功效主治 疏肝健脾，理气化瘀，扶正消脂。适用于脂肪肝、高脂血症。

（二）荷叶茶

组　　成 荷叶15克，乌龙茶6克。

制法用法 将上述材料撕碎，放入保温杯中，用沸水冲泡，加盖闷10分钟，代茶饮用。每日1剂。

功效主治 消食、化浊、降脂。适用于脂肪肝。

（三）陈葫芦茶

组　　成 陈葫芦15克，茶叶3克。

制法用法 将陈葫芦制成粗末，与茶叶一同入杯内，同沸水冲泡即可。代茶饮。

功效主治 利水，降脂。适用于脂肪肝。

（四）海带决明子茶

组　　成 海带20克，决明子15克。

制法用法 将海带水浸24小时后洗净，切丝。决明子捣碎。两味同煎汤即可。吃海带饮汤。每日1剂。

功效主治 平肝潜阳，降低血脂，软坚散结。适用于脂肪肝。

（五）二根玉米须荠菜花茶

组　　成 山楂根10克，茶树根10克，玉米须10克，荠菜花10克。

制法用法 将山楂根，茶树根制成粗末，玉米须切碎，然后将四味一同入砂锅内，加适量水，煮沸10分钟即可。候温，代茶饮。

功效主治 降脂，化浊，利尿。适用于脂肪肝。

注意事项

（1）必须戒酒，长期酗酒，酒精是对肝脏最严重的杀手。由于酒精绝大部分要在肝脏进行代谢，这不只是加重了肝脏的负担，同时酒精代谢产生的乙醛也是导致肝脏受损的一个重要原因。

（2）需要进行减肥。营养过剩，长期摄入大量的动物性脂肪、植物油、蛋白质以及碳水化合物是引起肥胖的重要原因，所以要减肥就要减少这些热量的摄入，清除体内的脂肪，可以减少摄入，同时也需积极进行体育锻炼。

（3）尽可能避免服用各种药物，有数十种药物与脂肪肝有较大的关系，如四环素、乙酰水杨素、糖皮质类固醇、合成雌激素、胺碘酮、硝苯地平、某些抗肿瘤药物及降脂药等，均可导致脂肪在肝脏内的堆积，形成或是加重脂肪肝。

（4）少吃一些油炸食品和肥肉，需要制定并且坚持合理的饮食制度，可多食用一些鱼类、瘦肉、蛋清和新鲜的蔬菜水果等亲脂性的膳食，限制胆固醇的摄入，例如动物内脏、脑髓、蛋黄、鱼卵、鱿鱼等。

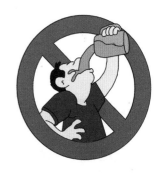

（5）可以采用一些减肥的方法进行减肥，少吃或是不吃肉食、内脏等，这样即可化解体内多余的脂肪，有利于脂肪肝的快速恢复。

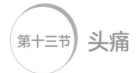

第十三节 **头痛**

头痛是一种以患者自觉头部疼痛为特征的常见病证。疼痛部位可位于前额、额颞、巅顶、顶枕部或全头部；性质多是跳痛、刺痛、胀痛、昏痛、隐痛等；发病有突然发作，也有反复发作，时痛时止；持续时间可为数分钟、数小时至数周不等。

临床表现

（1）风寒头痛　头痛起病较急，疼痛剧烈，头痛连及项背，恶风畏寒，鼻塞流涕，肢体酸痛，口不渴，舌淡苔薄白，脉浮紧。

（2）风热头痛　头部胀痛，甚至头痛如裂，发热恶风，口渴欲饮，面红目赤，便秘尿黄，舌红苔黄，脉浮数。

（3）风湿头痛　头痛如罩，肢体困重，腹胀食少，小便不利，大便稀烂，舌苔白腻，脉濡滑。

（4）肝阳头痛　头部胀痛，情绪波动时加剧，眼花目眩，心烦失眠，口干口苦，舌红苔薄黄，脉沉弦有力。

（5）肾虚头痛　头痛隐隐，常伴有头晕耳鸣，腰痛酸软，疲倦乏力，失眠多梦，舌红苔少，脉沉细无力。

（6）气血虚头痛　头痛头晕，劳累时加剧，心悸胸闷，自汗畏风，倦怠乏力，面色萎黄，舌淡苔薄白，脉沉细而弱。

（7）痰浊头痛　头痛昏蒙，胸闷腹胀，恶心欲呕，饮食不佳，大便黏滞，舌胖大，舌边有齿痕，舌苔白腻，脉沉弦滑。

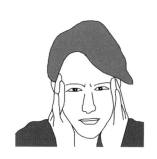

（8）瘀血头痛　头痛长久不愈，痛如针刺，疼痛部位固定不移，面色晦暗，头部或有外伤史，女性患者月经带有血块，经痛或经闭，舌色紫暗或有瘀斑、瘀点，舌苔薄白，脉沉细涩。

茶疗法

（一）将军茶

组　　成　大黄、茶叶各适量。

制法用法　将大黄用黄酒炒3次，研为细末，贮罐备用。每日1~2次。每次取大黄末3~5克，用茶叶3克沸水冲泡，候温，送服大黄末。

功效主治　清热平厥，泻火止痛。适用于热厥头痛。

（二）偏正头风茶

组　　成　香白芷（炒）75克，川芎（炒）30克，甘草（炒）30克，川乌头（制成半生半熟）30克，细茶、薄荷各适量。

制法用法　将前4药共研细末，备用。每日1～2次，每次取末3克，用细茶、薄荷煎汤送服。

功效主治　祛风止痛。适用于偏正头痛及久治不愈型头痛等。

（三）白芷菊花茶

组　　成　白芷5克，菊花5克。

制法用法　将白芷捣碎、研为粗末，连同菊花一起置入茶壶中，先用凉开水漂洗一次，再倒入600毫升沸水，加盖闷泡5～10分钟即可。代茶频饮，1天内饮尽。3天为一个疗程。

功效主治　疏风清热止痛。适用于风热头痛。症见头部胀痛、发热恶风、口渴欲饮、便秘尿黄。

（四）苍术川芎茶

组　　成　苍术5克，川芎5克。

制法用法　将上述材料捣碎、研为粗末，置入茶壶中，先用凉开水漂洗一次，再倒入600毫升沸水，加盖闷泡5分钟左右即可。代茶频饮，1天内饮尽。5天为一个疗程。

功效主治　祛风祛湿止痛。适用于风湿头痛。症见头痛如罩、肢体困重、腹胀食少、小便不利、大便稀烂。

（五）香附川芎茶

组　　成　香附5克，川芎3克，绿茶5克。

制法用法　将香附与川芎捣碎、研为粗末，连同绿茶一同置入茶壶中，先用凉开水漂洗一次，再倒入800毫升沸水，加盖闷泡5～10分钟即可。代茶频饮，1天内饮尽。5天为一个疗程。

功效主治　疏肝理气止痛。适用于肝阳头痛。症见头部胀痛、眼花目眩、心烦失眠、口干口苦。

（六）杜仲五味子茶

组　　成　杜仲6克，五味子3克。

制法用法　将上述材料捣碎、研为粗末，置入茶壶中，先用凉开水漂洗一次，再倒入600毫升沸水，加盖闷泡5~10分钟即可。代茶频饮，1天内饮尽。6天为一个疗程。

功效主治　补肾滋阴。适用于肾虚头痛。症见头痛隐隐、头晕耳鸣、腰痛酸软、疲倦乏力、失眠多梦。

（七）和胃代茶饮

组　　成　茯苓6克，白术3克，当归3克，白芍3克。

制法用法　将上述材料置于茶壶中，先用清水漂洗一次，然后加入清水1000毫升，武火煮沸后，转为文火煎煮5~10分钟即成，将茶汤倒入干净容器内备饮。代茶频饮，1天内饮尽。5天为一个疗程。

功效主治　补气养血止痛。适用于气血虚头痛。症见头痛头晕、心悸自汗、倦怠乏力、面色萎黄。

（八）厚朴花陈皮普洱茶

组　　成　普洱茶6克，厚朴花5克，陈皮3克。

制法用法　将普洱茶、厚朴花和陈皮（两者剪碎）置于茶壶中，先用凉开水漂洗一次，再倒入800毫升沸水冲泡，加盖闷泡5分钟左右即可。代茶频饮，1天内饮尽。5天为一个疗程。

功效主治　理气燥湿化痰。适用于痰浊头痛。症见头痛昏蒙、胸闷腹胀、恶心欲呕、不思饮食、大便黏滞。

（九）乌药川芎茶

组　　成　乌药5克，川芎5克，葱白2根，绿茶3克。

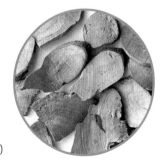

制法用法　先将乌药、川芎捣碎、研为粗末，连同葱白（切段）与绿茶茶叶一起放入茶壶中，先用凉开水漂洗一次，再倒入800

毫升沸水，加盖闷泡5~10分钟即可。代茶频饮，1天内饮尽。5天为一个疗程。

功效主治 活血化瘀止痛。适用于瘀血头痛。症见头痛经久不愈、痛如针刺、疼痛部位固定不移，以及面色晦暗。

（十）茶子吹鼻散

组　　成 茶子适量。

制法用法 研为极细末，以竹管吹入鼻。

功效主治 通窍、止痛。适用于头脑鸣响、疼痛（状如虫蛀）。也可将泡过的茶叶做枕芯用，治偏头痛。

（十一）麝香茶芽散

组　　成 麝香2分，茶芽30克，川芎15克，细辛15克，荆芥15克，川乌15克，甘草15克。

制法用法 上述七味同碾成细末状，每次服用时取15克，加水1碗，煎沸5~10分钟，过滤去渣。

功效主治 活血通窍止痛。适用于瘀血阻于脑络所致的顽固性头痛。

（十二）柴细茶

组　　成 柴胡5克，细辛0.5克，绿茶3克。

制法用法 前两味洗净后切细，与绿茶一同放入杯中，用250毫升沸水冲泡即可。

功效主治 疏肝祛风止痛。适用于气瘀凝阻或头部内伤所致头痛。

（十三）升麻三黄茶

组　　成 升麻18克，生地黄15克，雨前茶12克，黄芩3克，黄连3克，柴胡8克，白芷6克。

制法用法 上述药洗净，切细，与茶叶一同放入砂锅，加水煎煮后去渣取汁即可。

功效主治 滋阴，清热，泻火。适用于偏正头痛。

（十四）都梁茶

组　　成　白芷10克，白糖适量。

制法用法　将白芷洗净，切细，放入砂锅，加水煎煮后去渣取汁，调入白糖即可。

功效主治　祛风湿，止头痛。适用于风湿头痛，症见头痛如裹，肢体倦重，胸闷食少，阴湿天气尤甚，小便不利，或大便溏，苔白腻，脉濡。

（十五）夏枯草荷叶茶

组　　成　夏枯草10克，荷叶12克（或新鲜荷叶半张）。

制法用法　将夏枯草与荷叶洗净，切细，放入砂锅，加水煎煮后去渣取汁即可。

功效主治　滋肾平肝。适用于肝肾阴虚风火上扰。平时常头痛目眩，或头晕耳鸣，突然发生口眼歪斜，舌强言謇，手足重滞，半身不遂，舌质红，苔黄，脉弦滑数。

注意事项

头痛急性发作时需多休息，避免情绪波动，忌抑郁恼怒；不得进食肥厚辛辣食物，节制烟酒，起居慎防外感等。头痛缓解后也需注意情志、饮食方面调护，以防复发。反复发作、长久不愈的头痛患者，应进行有关检查，如脑电图、颅脑CT及磁共振成像（MRI）等检查，有助于排除器质性疾病，以明确诊断，及时治疗。

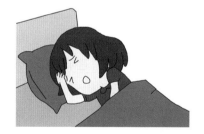

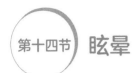

第十四节 眩晕

眩晕是以头晕眼花为主要表现的一类病证。眩即是眼花，晕是头晕，两者常同时并见，因此统称为眩晕。其轻者闭目可止；重者如坐车船，无法站立，或伴有恶心、汗出、面色苍白等病证。

临床表现

（1）肝阳眩晕　眩晕耳鸣，头痛且胀，劳累恼怒时加剧，肢体麻木，失眠多梦，急躁易怒，舌红苔黄，脉弦。

（2）肝火眩晕　头晕且痛，痛势严重，目赤口苦，胸胁胀痛，烦躁易怒，失眠多梦，小便黄短，大便干结，舌红苔黄，脉弦数。

（3）痰浊眩晕　眩晕，头重如蒙，视物旋转，胸闷恶心，腹胀少食，神疲喜睡，舌苔白腻，脉弦滑。

（4）瘀血眩晕　眩晕头痛，兼见健忘，失眠，心悸，精神不振，耳鸣耳聋，面唇紫暗，舌瘀点或瘀斑，脉弦涩。

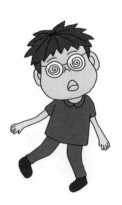

（5）气血亏虚眩晕　头晕目眩，动则加重，劳累则发，面色苍白，神疲乏力，心悸失眠，食少便溏，舌淡苔薄白，脉细弱。

（6）肝肾阴虚眩晕　眩晕发作时间长，视力下降，两目干涩，失眠健忘，心烦口干，疲倦乏力，腰酸膝软，舌红苔少，脉弦细。

茶疗法

（一）罗布麻钩藤茶

组　成　罗布麻叶5克，钩藤3克，红枣3枚。

制法用法　将罗布麻叶、钩藤捣碎、研为粗末，红枣去核，一同置入茶壶中，先用凉开水漂洗一次，再倒入600毫升沸水，加盖焖泡5~10分钟即可。代茶频饮，1天内饮尽。5天为一个疗程。

功效主治　平肝潜阳、滋养肝肾。适用于肝阳眩晕。症见眩晕耳鸣、头痛且胀、肢体麻木、失眠多梦、急躁易怒。

（二）野菊龙胆茶

组　成　野菊花6克，龙胆草5克，泽泻3克。

制法用法　将龙胆草、泽泻剪/捣碎、研为粗末，连同野菊花一起置入茶壶，先用凉开水漂洗一次，再倒入800毫升沸水，加盖闷泡5~10分钟即可。代茶频饮，1天内饮尽。5天为一个疗程。

功效主治　清泻肝火、清热利湿。适用于肝火眩晕。症见头晕且痛、目赤口苦、烦躁易怒、失眠多梦、小便黄短、大便干结。

（三）天麻愈风茶

组　成　天麻5克，川芎5克，陈皮3克，车前子3克。

制法用法　将上述材料捣碎、研为粗末，置入茶壶，先用凉开水漂洗一次，再倒入900毫升沸水，加盖闷泡5~10分钟即可。代茶频饮，1天内饮尽。6天为一个疗程。

功效主治　燥湿化痰、熄风止眩。适用于痰浊眩晕。症见眩晕、头重如蒙、胸闷恶心、腹胀食少、肢体困重、大便稀烂。

（四）丹参田七茶

组　成　丹参6克，田七3克，川芎5克。

制法用法　将上述材料捣碎、研为粗末，置入茶壶，先用凉开水漂洗一次，再倒入600毫升沸水，加盖闷泡5~10分钟即可。代茶频饮，1天内饮尽。5天为一个疗程。

功效主治　活血化瘀、通窍活络。适用于瘀血眩晕。症见眩晕头痛、健忘失眠、心悸胸闷、面唇紫暗、舌有瘀点或瘀斑。

（五）参归桑叶茶

组　成　当归5克，党参5克，桑叶3克。

制法用法　将上述材料捣/剪碎、研为粗末，置入茶壶，先用凉开水漂洗一次，再倒入700毫升沸水，加盖闷泡5～10分钟即可。代茶频饮，1天内饮尽。6天为一个疗程。

功效主治　补气养血。适用于气血亏虚眩晕。症见头晕目眩、面色苍白、神疲乏力、心悸失眠、食少便溏。

（六）杞子菊花茶

组　成　菊花6克，枸杞子5克。

制法用法　将上述材料置入茶壶/杯中，先用凉开水漂洗一次，再倒入500毫升沸水，加盖闷泡5～10分钟即可。代茶频饮，1天内饮尽。6天为一个疗程。

功效主治　滋养肝肾、明目。适用于肝肾阴虚眩晕。症见眩晕、视力减退、两目干涩、疲倦乏力、腰酸膝软。

（七）郁芦茶

组　成　郁金5克，藜芦3克，花茶3克。

制法用法　将前两味洗净后切细，放入杯中，用250毫升沸水冲泡片刻即可。

功效主治　祛风除痰。适用于风痰目眩头晕，四肢麻木。

（八）首乌芍茶

组　成　何首乌5克，白芍3克，绿茶3克。

制法用法　将何首乌、白芍洗净后，切细，置入砂锅，加水200毫升煎煮5～10分钟后去渣取汁，再以之冲泡绿茶即可。

功效主治　益肝肾，养心血。适用于肝肾不足、心血亏损所致虚烦不眠、心悸不宁、头晕耳鸣，高血压、脑动脉硬化属肝肾阴虚者。

（九）防眩晕茶

组　成　绿豆皮10克，扁豆皮10克，茶叶5克。

制法用法　绿豆皮、扁豆皮上火炒黄，与茶叶一同放入杯中，用250毫升沸水冲泡即可。

功效主治　清热化湿。适用于头晕，目眩等。

（十）清热养阴茶

组　成　甘菊9克，霜桑叶9克，带心麦冬9克，水牛角45克，茯苓12克，广皮（广陈皮）4.5克，炒枳壳4.5克，鲜芦根2支。

制法用法　将芦根切碎，同余药共制为粗末，放入砂锅，加水煎煮10分钟，滤过取汁即可。

功效主治　清肝和胃。适用于肝旺胃弱导致的头晕目眩、口苦咽干、目赤红肿、迎风流泪、嗳气吞酸、干呕恶心等。

（十一）奶菊茶

组　成　鲜奶1杯，杭菊20朵，白糖适量。

制法用法　将鲜奶加糖煮开，加入杭菊，再次煮开；将奶菊茶倒入碗内，盖上片刻，滤去菊花和渣即可。可热饮，也可晾凉后放入冰箱中作为冷饮。

功效主治　清利头目。适用于脑力工作者及眼力工作者。

（十二）止逆茶

组　成　干姜5克，甘草3克，红茶3克。

制法用法　将前两味洗净后切细，与红茶放入杯中，用250毫升沸水冲泡片刻即可。

功效主治　温寒化浊。适用于头目眩晕吐逆。

（十三）明菊山楂茶

组　成　决明子10克，菊花3克，山楂15克。

制法用法　将山楂捣碎，与菊花、决明子一起放入茶杯中，用沸水冲泡，加盖闷10～15分钟，代茶饮用。每日1剂。

功效主治　平肝潜阳，清利头目，消食散瘀。适用于肝火上炎型眩晕。

（十四）桑菊枸杞茶

组　成　桑叶10克，菊花10克，枸杞子10克，决明子6克。

制法用法 将上述材料制为粗末，放入保温杯中，用沸水冲泡，加盖闷15～20分钟，代茶饮用。每日1剂。

功效主治 清热散风，平肝定眩。适用于眩晕。

（十五）天麻决明茶

组　成 天麻6克，决明子3克，绿茶2克。

制法用法 将上述材料放入保温杯中，用沸水冲泡，加盖闷15～20分钟后，代茶饮用。

功效主治 清热化痰，平肝降压。适用于肝火上炎型眩晕、高血压。

注意事项

保持心情愉快，忌抑郁恼怒；饮食需有节制，以清淡易消化食物为宜，多食用新鲜蔬菜、水果，忌烟酒、油腻、辛辣食物；确保充足睡眠，注意劳逸结合。发作时宜卧床休息静养、闭目养神，少做或不做旋转头部、弯腰等动作，避免诱发或加重病情。重症患者应及时就诊处理。对于眩晕反复发作的患者，最好检查颈椎X线片、头部CT或MRI等项目，有助于明确诊断，避免误诊误治。

要吃清淡点哦

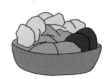
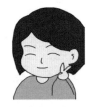

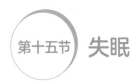

第十五节　失眠

失眠是以经常无法获得正常睡眠为特征的病症。主要表现为睡眠时间不足、睡眠深度不足及无法消除疲劳、恢复体力与精力。轻者入睡困难，或睡而不酣，时睡时醒，或醒后无法再睡；重者彻夜不能眠。

临床表现

（1）心火盛失眠　心烦失眠，烦躁不宁，心悸心慌，口干舌燥，小便黄短，大便干结，口舌生疮，舌尖红，苔薄黄，脉细数。

（2）肝火旺失眠　急躁易怒，失眠多梦，甚者彻夜不眠，伴有头晕头胀，目赤耳鸣，口干口苦，便秘尿黄，舌红苔黄，脉弦数。

（3）痰热失眠　心烦失眠，胸闷恶心，嗳气少食，头重目眩，口干口苦，舌红苔黄腻，脉滑数。

（4）气滞失眠　失眠胃胀，嗳气呃逆，嗳腐吞酸，恶心呕吐，大便不畅，舌苔腻白，脉滑。

（5）阴虚失眠　心烦失眠，心悸不安，腰酸脚软，头晕耳鸣，口干口渴，舌红少苔，脉细数。

（6）心胆虚失眠　心烦失眠，多梦易醒，胆怯心悸，遇事易惊，气短自汗，疲倦乏力，舌淡，脉弦细。

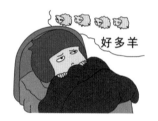

（7）心脾虚失眠　多梦易醒，心悸健忘，疲倦食少，头晕目眩，四肢乏力，面色暗沉，舌淡苔薄，脉细无力。

茶疗法

（一）灯心草茶

组　　成　绿茶5克，灯心草3扎。

制法用法　将绿茶和灯心草（剪碎）置于茶壶中，先用凉开水漂洗一次，再倒入600毫升沸水，加盖闷泡2分钟左右即可。代茶频饮，1天内饮尽。5天为一个疗程。

功效主治　清心降火。适用于心火盛失眠。症见心烦失眠、烦躁不宁、口干舌燥、小便黄短、大便干结、口舌生疮。

（二）清热代茶饮

组　　成　白菊花5克，生地黄5克，竹茹3克，麦冬3克，焦三仙（焦麦芽、焦山楂、焦神曲）5克，生甘草3克。

制法用法 将上述材料置于茶壶中，先用清水漂洗一次，再倒入清水1300毫升，武火煮沸后，转为文火煎煮10分钟左右即可，将茶汤倒入干净容器内备饮。代茶频饮，1天内饮尽。5天为一个疗程。

功效主治 清肝泻火、滋养肝阴。适用于肝火旺失眠。症见急躁易怒、失眠多梦，伴有头晕头胀、口干口苦、便秘尿黄。

（三）菖蒲茉莉花茶

组　成 石菖蒲5克，茉莉花3克，乌龙茶3克。

制法用法 将石菖蒲捣碎、研为粗末，连同茉莉花、乌龙茶一同置入茶壶中，先用凉开水漂洗一次，再倒入600毫升沸水，加盖闷泡5~10分钟即可。代茶频饮，1天内饮尽。5天为一个疗程。

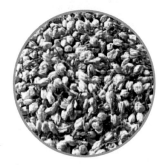

功效主治 清痰化热、理气和中。适用于痰热内扰型失眠。症见心烦失眠、恶心嗳气、头重目眩、口干口苦。

（四）啤酒花茶

组　成 啤酒花5克，乌龙茶3克。

制法用法 将上述材料研为粗末，置入茶壶/杯中，先用凉开水漂洗一次，再倒入800毫升沸水，加盖闷泡5分钟左右即可。代茶频饮，1天内饮尽。3天为一个疗程。

功效主治 消食化滞、健胃安神。适用于气滞失眠。症见失眠胃胀、嗳气呃逆、恶心呕吐、大便不畅。

（五）灯心竹叶茶

组　成 灯心草3扎，淡竹叶5克。

制法用法 将上述材料稍加剪碎，置入茶壶中，先用凉开水漂洗一次，再倒入500毫升沸水，加盖闷泡5~10分钟即可。代茶频饮，1天内饮尽。5天为一个疗程。

功效主治 滋阴降火、清心安神。适用于阴虚失眠。症见心烦失眠、腰酸脚软、头晕耳鸣、口干口渴、五心烦热。

（六）安神代茶饮

组 成 茯神5克，酸枣仁3克，红枣3枚。

制法用法 先将茯神、酸枣仁捣碎、研为粗末，红枣去核，一同置入茶壶/杯中，先用凉开水漂洗一次，再倒入600毫升沸水，加盖闷泡5～10分钟即可。代茶频饮，1天内饮尽。3天为一个疗程。

功效主治 宁心安神定惊。适用于心胆虚失眠。

（七）龙眼枣仁茶（一）

组 成 龙眼肉6克，酸枣仁3克。

制法用法 将上述材料捣碎、研为粗末，置入茶壶中，先用凉开水漂洗一次，再倒入500毫升沸水，加盖闷泡5～10分钟即可。代茶频饮，1天内饮尽。6天为一个疗程。

功效主治 补益心脾、养心安神。适用于心脾虚失眠。

（八）麦冬安神茶

组 成 麦冬20克，莲子15克，茯神10克。

制法用法 将上述材料共研为粗末，放入茶杯中，用沸水冲泡，加盖闷10分钟，代茶饮用。每日1剂。

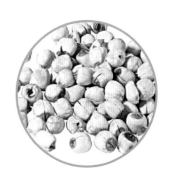

功效主治 滋阴清热，宁心安神。适用于失眠。

（九）二子枣仁茶

组 成 枸杞子30克，五味子10克，炒酸枣仁10克。

制法用法 将上述材料共研为粗末，和匀，分作5份。每取1份，置于茶杯内，用沸水冲泡，代茶饮用。或每日饮3次，但每次不少于200毫升。

功效主治 滋阴益气，宁心安神。适用于失眠。

（十）枸杞龙眼茶

组 成 枸杞子5克，龙眼肉3克，绿茶3克，冰糖10克。

制法用法 将前两味洗净，放入砂锅，加水煎汤，过滤取汁，冲泡绿茶，再加入适量冰糖即可。

功效主治 滋肾补心，安神。适用于阴血不足所致心悸、失眠、多梦等。

（十一）豆麦茶

组　成 黑豆30克，浮小麦30克，莲子7个，黑枣7个，冰糖少许。

制法用法 将上述前四味同煮汁，滤渣，调入冰糖少许令溶即可。代茶饮用。

功效主治 交通心肾。适用于心肾不交导致的虚烦不眠、夜寐盗汗、神疲乏力、记忆力减退、健忘等。

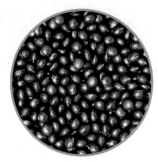

（十二）合欢花茶

组　成 合欢花6克，白糖适量。

制法用法 将合欢花洗净后用沸水冲泡，加入白糖即可。

功效主治 养心健脾，解郁理气。适用于神经衰弱，胸闷不舒，眼疾等。

（十三）脑清茶

组　成 炒决明子250克，甘菊30克，夏枯草30克，橘饼30克，首乌30克，五味子30克，麦冬60克，枸杞子60克，桂圆肉60克，桑椹（黑者）120克。

制法用法 上述材料共为粗末，开水冲泡。

功效主治 平肝益肾，养血安神。适用于神经衰弱及高血压、动脉硬化、冠心病的辅助治疗。

注意事项

　　注意精神调整，保持精神舒畅，解除忧思焦虑；养成良好的生活习惯，例如按时睡觉，不经常熬夜，少饮少食刺激性食物与饮品，如辣椒、咖啡等；劳逸结合，注意休息以及参加适量的体质锻炼，对提高治疗失眠的

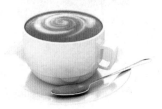

效果具有促进作用。另需注意，应用含有茶叶的茶疗方，不宜在晚上临睡前饮用，避免茶叶内的咖啡碱引起精神兴奋而加重失眠。

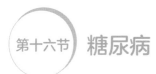

第十六节 糖尿病

糖尿病，属中医学"消渴病"范畴，是一种常见的内分泌失调性疾病。无论男女均可发病，是临床常见多发病，尤其以中老年人居多。且多缠绵难愈。

临床表现

根据临床特点，主要表现为"三多一少"症状，即多饮（口干思饮，渴饮无度）、多食（消谷善饥，食不知饱）、多尿（饮一溲二，尿频量多，夜间加重）和形体消瘦。中医学根据"三多一少"，临床表现的主次，可分为上、中、下三消，有的患者"三多一少"症状并不显著，但化验见血糖异常升高，即可确诊。致因不一，证有虚实，兼症亦异。临床所见，以虚证、热证为多，实证、寒证较少，尤其以虚热和气阴两虚之证居多。

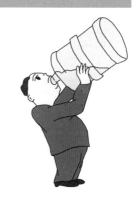

茶疗法

（一）消渴茶

组　　成　黄芪90克，茯神90克，栝楼根（天花粉）90克，甘草90克，麦冬90克，干地黄150克。

制法用法　将上述材料共研为粗末，和匀，备用，每日取100～150克放入保温瓶中，倒入沸水大半瓶，加盖闷20~30分钟后，代茶饮用，从早饮至晚，不拘次数。若饮用需量大，可再次倒入沸水。此茶可连续饮用，等到消渴基本消失，尿糖、血糖检测接近正常，可改为隔日饮用一瓶，以巩固疗效。

功效主治 益气补中，养阴生津。适用于气阴两虚型糖尿病。

（二）玉泉茶

组　成 天花粉45克，葛根45克，麦冬30克，人参30克，茯苓30克，乌梅30克，甘草30克，生黄芪15克，炙黄芪15克。

制法用法 按上述材料各以5倍量共研为粗末，和匀，备用。每次取30~60克以纱布、清水适量，煎沸15分钟，取汤代茶饮用。每日1剂。

功效主治 生津止渴，益气养阴。适用于糖尿病，症见口渴多饮，小便频数，大便稀溏或腹胀食少，精神疲乏。

（三）天花粉茶

组　成 天花粉15克。

制法用法 将天花粉捣碎，置于保温杯中，用沸水冲泡，加盖闷15~20分钟，代茶饮用。每日1剂。

功效主治 清热，生津，止渴。适用于糖尿病。

（四）三黄茶（一）

组　成 生地黄150克，黄连10克，大黄7.5克。

制法用法 将上述材料共研为粗末，和匀，备用，每次取10克，置于保温杯中，用沸水冲泡，代茶饮用。每日1~2次。

功效主治 清热泻火，养阴润燥。适用于糖尿病。

（五）参地麦冬茶

组　成 玄参20克，麦冬20克，生地黄20克。

制法用法 将上述材料共研为粗末，放入保温杯中，用沸水冲泡，加盖闷20分钟，代茶饮用。每日1剂。

功效主治 清热凉血，养阴润燥。适用于糖尿病。

（六）二皮花粉茶

组　　成 西瓜皮15克，冬瓜皮15克，天花粉12克，五味子6克。

制法用法 将上述材料共制为粗末，放入杯中，用沸水冲泡，加盖闷20分钟，代茶饮用，每日1剂。

功效主治 清热生津，敛阴止渴。适用于糖尿病。

（七）生津润燥茶

组　　成 生石膏60克，生地黄30克。

制法用法 先煎石膏30分钟，再放入生地黄同煎沸20分钟，水煎2次，煎液混合，代茶饮用。每日1剂，早、晚分服。

功效主治 滋阴清热，生津润燥。适用于阴虚肺燥型糖尿病。

（八）玉壶茶

组　　成 人参1份，麦冬2份，天花粉3份。

制法用法 将上述材料共研为粗末，和匀，备用。
每次取30克，放入保温杯中，以沸水冲泡，加盖闷15分钟，代茶饮用。每日1次，频饮。饮完后倒入沸水，至药汁泡尽为止。

功效主治 益气生津，降糖止渴。适用于糖尿病，症见多食，多饮，形体消瘦，乏力，脉虚，劳伤虚损，久咳虚热，口干舌燥。

（九）止消渴速溶饮

组　　成 鲜冬瓜皮1000克，西瓜皮1000克，栝楼根（天花粉）250克，白糖500克。

制法用法 削去外层硬皮，切成薄片，将栝楼根（天花粉）捣碎，共煮1小时。去渣，然后以小火浓缩至将干时，加白糖，拌匀，装瓶备用。每次10克，日2～3次。

功效主治 清热、生津、止渴。适用于糖尿病。

注意事项

（1）保持精神愉快，对血糖稳定非常重要。情绪紧张、压抑或激动等，都可影响脑垂体、肾上腺及胰岛功能、导致血糖升高。

（2）在保证机体合理需要的情况下，需限制粮食、油脂的摄入，忌食糖类，饮食宜以适量米、麦、杂粮，配合蔬菜、豆类、瘦肉、鸡蛋等，定时定量进餐。戒烟酒、浓茶及咖啡等。

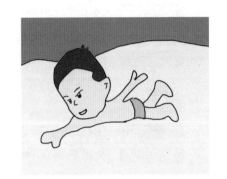

（3）平素坚持多做游泳、散步、骑车、慢跑、打太极拳等有氧运动方式，可以减肥，减肥后很多组织对胰岛素的敏感性增强，可以改善糖代谢。

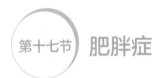

第十七节　肥胖症

肥胖是指体重超过标准体重20%以上，且伴有头晕乏力、疲倦气短、少动懒言等不适的病症。发生原因包括先天因素、过食肥甘，以及久卧久坐、少动等。

现代社会由于饮食结构和生活方式的变化，肥胖的发生有显著增加的趋势。本病症采用茶疗方调治，配以其他食疗、运动等措施，可取得较满意的效果。

临床表现

（1）胃热肥胖　形体肥胖，多食善饥，面色红赤，口干口苦，头昏烦躁，大便干结，舌红苔黄腻，脉弦滑。

（2）脾虚肥胖　肥胖臃肿，疲倦乏力，身体困重，胸闷腹胀，四肢轻度浮肿，劳累后显著，饮食如常或偏少，大便稀烂，舌淡胖，边有齿印，舌苔薄白腻，脉濡细。

（3）痰浊肥胖 形体肥胖，肢体困倦，胸闷腹胀，口干痰多，头晕乏力，嗜吃甜品醇酒，舌淡苔白腻，脉滑。

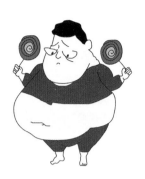

（4）阳虚肥胖 形体肥胖，面色虚浮，疲倦嗜卧，气短乏力，腹胀食少，自汗气喘，动则更甚，畏寒肢冷，下肢浮肿，夜尿频多，舌淡胖苔薄白，脉沉细。

（5）瘀滞肥胖 体形丰满，胸闷胁胀，心烦易怒，失眠多梦，大便秘结，舌暗红或有瘀点、瘀斑，脉沉弦涩。

茶疗法

（一）荷叶决明子茶

组　　成 荷叶5克，决明子3克。

制法用法 将上述材料研为粗末，置入茶壶中，先用凉开水漂洗一次，再倒入500毫升沸水，加盖闷泡5～10分钟即可。代茶频饮，1天内饮尽。5天为一个疗程。

功效主治 清胃泻热、消导利水。适用于胃热肥胖。

（二）二术茶

组　　成 白术5克，苍术3克，茉莉花茶3克。

制法用法 将白术与苍术捣碎、研为粗末，连同茉莉花茶茶叶放入茶壶中，先用凉开水漂洗一次，再倒入600毫升沸水，加盖闷泡5～10分钟即可。代茶频饮，1天内饮尽。5天为一个疗程。

功效主治 健脾益气、利水渗湿。适用于脾虚肥胖。

（三）仙女减肥茶

组　　成 茯苓5克，泽泻5克，山楂3克，大腹皮3克，车前草3克，乌龙茶3克。

制法用法 将上述材料置于茶壶，先用清水漂洗一次，然后加入清水1500毫升，武火煮沸后，转为文火煎煮5～10分钟即可，将茶汤倒入干净容器内备饮。代茶频饮，1天内饮尽。5天为一个疗程。

功效主治 燥温化痰、理气消痞。适用于痰浊肥胖。

（四）白术菟丝茶

组　成 白术5克，菟丝子3克。

制法用法 将上述材料捣碎，研为粗末，置入茶壶中，先用凉开水漂洗一次，再倒入500毫升沸水，加盖闷泡5～10分钟即可。代茶频饮，1天内饮尽。6天为一个疗程。

功效主治 补脾益肾、利水化饮。适用于阳虚肥胖。

（五）赤芍香附茶

组　成 赤芍5克，香附3克。

制法用法 将上述材料捣碎，研为粗末，置入茶壶中，先用凉开水漂洗一次，再倒入500毫升沸水，加盖闷泡5～10分钟即可。代茶频饮，1天内饮尽。6天为一个疗程。

功效主治 活血祛瘀、行气散结。适用于气滞血瘀型肥胖。

（六）天雁减肥茶

组　成 荷叶、车前草各等份。

制法用法 将上述材料共研为粗末，和匀，15～30克装1袋，备用。每天早晨起床后及每晚临睡前空腹各取1袋，置于保温杯中，用250毫升沸水冲泡，加盖闷10～15分钟，代茶饮用。顿服。

功效主治 消炎利水，降脂减肥。适用于单纯性肥胖症。

（七）程氏减肥茶

组　成 荷叶、泽泻、红花、大枣各等份。

制法用法 上述材料（大枣去核）共捣为粗末，和匀，备用。每袋20克（上述材料各5克），每日早、晚各取1袋，置于保温杯中，用300毫升沸水冲泡，加盖闷10～15分钟，代茶饮用。1次空腹顿服。1个月为一个疗程。

功效主治 健脾利湿，降脂减肥。适用于单纯性肥胖症。

（八）三花减肥茶

组　　成　玫瑰花2克，茉莉花2克，玫瑰花2克，川芎6克，荷叶7克。

制法用法　将上述材料搓碎，放入热水瓶中，用沸水冲泡，加盖闷10分钟，代茶频饮。每日1剂。

功效主治　芳香化湿，行气活血，降脂减肥。适用于肥胖症。

（九）知柏减肥茶

组　　成　知母9克，黄柏9克，生地黄12克，山药12克，泽泻12克，山茱萸9克，栀子9克，茯苓15克，牡丹皮15克，茶叶10克。

制法用法　将上述材料共研为粗末，和匀，备用。取30克放入保温杯中，用沸水冲泡，加盖闷15分钟，代茶饮用。

功效主治　滋阴降火，益肾减肥。适用于阴虚内热型肥胖症。

（十）红茶干姜汤

组　　成　红茶1～2克，干姜3～5克，炙甘草3克。

制法用法　服时将干姜、红茶、炙甘草一同用开水泡饮。

功效主治　健胃消食，消脂去腻。适用于脾胃虚寒或食后饱胀，食欲不振，肥胖等。

（十一）何首乌茶（一）

组　　成　何首乌5克，红茶3克。

制法用法　将何首乌洗净后切细，置于砂锅，加水200毫升煎煮5～10分钟后去渣取汁，再以之冲泡红茶即可。

功效主治　补肝益肾，养血祛风，降血脂，解毒。适用于肝肾阴亏导致的发须早白、头晕、遗精、腰膝酸软等，慢性肝炎，痈肿，瘰疬，痔疮。

（十二）佩香茶

组　　成　佩兰6克，藿香3克，薄荷4.5克，白蔻仁1.5克。

制法用法　上述4味共制粗末，沸水冲泡后，加盖闷10分钟，代茶饮。

功效主治　化湿消滞醒胃。适用于肥胖症。

注意事项

肥胖和起居饮食习惯有密切关系，饮食上应低糖、低脂、低盐，宜多纤维饮食，适度补充蛋白质和维生素等必需的营养物质；严禁暴饮暴食，忌吃肥厚甘味、零食、宵夜等；进食应细嚼慢咽，食量能少不多，尤以晚餐不得多食。根据身体情况，适当参加体育活动或体力劳动，例如散步、慢跑、骑车、爬楼梯，以及各种家务劳动等。控制肥胖不是一朝一夕的事，必须持之以恒、长期综合调治，方可收到理想效果。

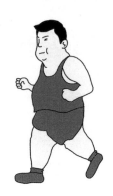

第十八节　尿道结石

尿道结石可分为原发性与继发性两类，原发性尿道结石少见。临床上发生于尿道的结石常来自其上的泌尿系统，尤其是膀胱，也可发生在尿道憩室内。男性患者中结石主要嵌顿于前列腺部的尿道、尿道舟状窝或外尿道口。好发于1～10岁儿童，90%为男性。

临床表现

肾绞痛、胀痛，疼痛部位随病而异，如痛在腰部为肾结石，可沿着输尿管方向放射痛；在下腹痛为膀胱结石，并向外阴和会阴部放射痛，且排尿中断；在尿道是尿道结石，伴尿流不畅，且常见于男性。绞痛发作时，可发生坐立不安、恶心呕吐等症。输尿管结石是结石所在部的绞痛，并向大腿内侧、腹股沟内放射，男性向阴

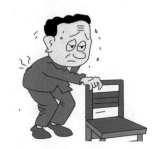

茎、阴囊，女性向阴唇放射痛。若继发感染，则伴有尿频、尿急、尿痛、血尿等尿道刺激症状。

茶疗法

（一）金玉茶

组　　成　绿茶5克，金钱草50克，玉米须50克。

制法用法　上述材料加水浸过药面，煎沸10～15分钟。水煎2次，合并2次煎液，代茶频饮。每日1剂。或将上述材料共研为粗末，放入茶壶内，用沸水冲泡，加盖闷20分钟，代茶饮用，不拘时频饮。

功效主治　清热利湿，利尿排石。适用于尿道结石、肾结石、膀胱结石、输尿管结石及肝胆结石等。

（二）石韦茶

组　　成　石韦60克，车前草60克，栀子30克，甘草15克，茶叶10克。

制法用法　将上述材料拣去杂质，共研为粗末，放入茶壶内，用沸水冲泡，加盖闷20分钟，代茶饮用，每日1剂。

功效主治　清热解毒，利尿排石。适用于尿道结石、肾盂肾炎、膀胱炎等。

（三）金钱茶

组　　成　金钱草25～50克，甘草10克，绿茶0.5～3克。

制法用法　上述材料加水500毫升，煎沸5分钟，水煎2次，取汁代茶分3次温饮。每日1剂。

功效主治　清热利湿，利尿排石。适用于泌尿系结石、膀胱炎、胆囊炎、肝炎、伤寒、前列腺炎。

（四）蒲郁茶

组　　成　蒲黄5克，郁金3克，花茶3克。

制法用法　前两味洗净后切细，并将蒲黄用布包好，与花茶一同放入杯中，用250毫升沸水冲泡即可。

功效主治 清郁热，和血。适用于膀胱热盛，尿血不止。

（五）佛耳草茶

组　　成 佛耳草30克。

制法用法 将佛耳草制成粗末，放入砂锅，加水煎煮后去渣取汁即可。

功效主治 清热，利尿。适用于泌尿系统结石。

（六）尿感茶

组　　成 海金沙草1600克，萹草1600克，凤尾草1600克，连钱草1600克。

制法用法 上述四味，水煎2次，滤2次汁，浓缩制成稠膏状，拌入碾碎的640克连钱草粉中，制成颗粒，干燥后分装成100包。冲泡饮用。

功效主治 清热利湿。适用于急、慢性肾盂肾炎，尿道结石等。

注意事项

尿结石的患者必须注意自己的日常的饮食，严格控制钙盐的摄入量，且每天宜多吃一些酸性的食物，同时需要注意的是含嘌呤的食物（如肝脏、肾脏等），应该少吃，否则会造成尿结石加重，而且平常应注意多喝一些水，吃饭时要注意进食速度不宜过快，且采取少食多餐的方法进食。

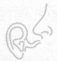

第三章

妇科病症茶疗法

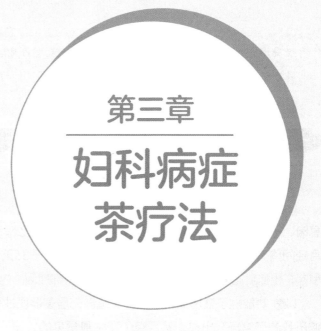

- 月经不调
- 痛经
- 闭经
- 带下病
- 急性乳腺炎
- 妊娠恶阻
- 产后缺乳
- 流产
- 不孕症
- 更年期综合征

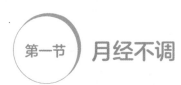

月经不调

第一节

月经失调也叫作月经不调，是妇科常见疾病，表现为月经周期或出血量的异常，可伴有月经前、月经时的腹痛及其他的全身症状。病因可能为器质性病变或是功能失常。

临床表现

表现为月经周期或出血量的紊乱有如下几种情况。

（1）不规则子宫出血　月经过多或是持续时间过长，常见于子宫肌瘤、子宫内膜息肉、子宫内膜增生以及子宫内膜异位症等；月经过少，经量及经期都少；月经频发即月经间隔少于25天；月经周期延长即月经间隔多于35天；不规则出血，可由各种原因引起，出血全无规律性，上述几种情况可由局部原因，内分泌原因或全身性疾病引起。

（2）功能性子宫出血　指内外生殖器无显著器质性病变，而由内分泌调节系统失调所致的子宫异常出血，是月经失调中最常见的一种，常见于青春期和更年期，分为排卵性和无排卵性两类，约85%病例属无排卵性功血。

（3）绝经后阴道出血　指月经停止6个月后的出血，常由恶性肿瘤、炎症等导致。

（4）闭经　指从未来过月经或月经周期已经建立后又停止3个周期以上，前者为原发性闭经，后者为继发性闭经。

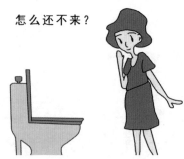

怎么还不来？

茶疗法

（一）当归调经茶

组　成　红茶1.5克，蜜当归10～15克。

制法用法　将当归研为粗末，与红茶一起放入保温杯中，用沸水冲泡，加盖闷5分钟，代茶饮用。每日1剂，或分3次温服。

功效主治　补血、活血、调经。适用于月经不调、痛经、功能性子宫出血及闭经、产后腹痛等。

（二）四炭止血茶

组　成　乌梅炭50克，棕榈炭50克，地榆炭50克，干姜炭75克。

制法用法　将上述材料共研为细末，分包，每包15克，备用。每次取1包，置于保温杯中，用沸水冲泡，加盖闷15分钟，代茶饮用。血止后停药。

功效主治　固涩止血。适用于月经量多或崩漏不止。

（三）黑白茶

组　成　墨旱莲30克，白茅根30克，苦瓜根15克。

制法用法　将上述材料洗净，切碎，放入保温杯中，用沸水冲泡，加盖闷30分钟，或是煎汤取汁，代茶饮用。服时可加入适量冰糖调味。每日1剂。

功效主治　清热解毒，凉血止血。适用于月经过多，或过期不止。

（四）莲花茶

组　成　莲花（取含苞待放的莲花蕾）20克，甘草5克，绿茶3克。

制法用法　将莲花撕碎，甘草研末，与绿茶一起放入保温杯中，用沸水冲泡，加盖闷20分钟，代茶频饮。每日1剂。也可煎汤取汁代茶，分3次温服。

功效主治　活血凉血，益气调经。适用于月经过多。

（五）当归益母茶

组　成　当归60克，益母草45克，川芎10克。

制法用法　将上述材料共研为粗末，和匀，备用。每次用30克放入保温杯中，用沸水冲泡，加盖闷30分钟，代茶饮用，每日3次。或是每日1剂，煎汤，取汁，代茶频饮或每日服3次。

功效主治　补血调经，活血和血，行气止痛。适用于月经过少。

（六）月季花茶（一）

组　成　鲜月季花15克。

制法用法　将月季花洗净，放入茶杯中，用沸水冲泡，代茶饮用。每日1剂。连饮5～7剂。

功效主治　活血调经。适用于月经不调（先后不定期）、经来腹痛、跌打损伤、筋骨疼痛、血瘀肿痛。

（七）青蒿丹皮茶

组　成　青蒿6克，牡丹皮6克，茶叶3克，冰糖15克。

制法用法　将前3味药放入茶杯中，用沸水冲泡，加盖闷15～20分钟，放入冰糖令溶即可，代茶饮用。每日1剂。

功效主治　养阴清热，凉血止血。适用于月经先期或1个月2次、量多色紫、质地黏稠，或心胸烦热、小便赤黄、白带腥臭、舌质红、苔厚黄、脉数有力。

（八）桑叶苦丁茶

组　成　冬桑叶15克，苦丁茶15克，冰糖适量。

制法用法　将前2味药放入保温杯中，用沸水冲泡，加盖闷10～15分钟，放入冰糖令溶即可，代茶频饮。

功效主治　清热泻火，调经止血。适用于经前或经期有规律性地吐衄血（倒经）、色红、量较多、头晕耳鸣、烦躁易怒、两胁胀痛、口苦、舌红苔黄，或有月经周期提前，甚或逐渐闭经。

（九）艾叶香附茶

组　成　艾叶9克，制香附15克，干姜6克。

制法用法　将上述材料共研为粗末，放入保温杯中，用沸水冲泡，加盖闷15分钟，代茶饮用。每日1剂。

功效主治　温经散寒，行气调经。适用于虚寒型月经后期。

（十）延归茶

组　　成　延胡索5克，当归3克，花茶3克。

制法用法　用250毫升开水冲泡5～10分钟后饮用，冲饮直至味淡。

功效主治　理气活血止痛。适用于妇女血气相搏，腹中刺痛、痛引心端、经事不调，甚则腹部疼痛。

（十一）巴萸茶

组　　成　巴戟（巴戟天）5克，吴茱萸3克，肉桂2克，红茶3克。

制法用法　将上述材料用300毫升开水泡饮。或用前三味药的煎煮液泡茶饮用。

功效主治　温肾暖宫。适用于妇女子宫久冷，月经不调，量时多时少，赤白带下。

（十二）益母草茶

组　　成　益母草10克，花茶3克。

制法用法　将上述材料用300毫升开水冲泡后饮用，冲饮至味淡。

功效主治　活血祛瘀，调经消水。适用于月经不调，崩中漏下，产后血晕，瘀血腹痛，尿血泻血，疮疡痈肿，急性肾炎。

（十三）莲蓬茶

组　　成　莲蓬壳30克。

制法用法　将莲蓬壳置于锅内，覆一口径稍小的小锅，上贴一白纸，两锅间用黄泥封严，煅至白纸呈焦黄色时停火取出，等到凉后制成粗末，包以纱布，加适量红糖，沸水冲泡代茶饮。

功效主治　消瘀止血。适用于血崩，月经过多等。

（十四）益母延胡索茶

组　　成　益母草5克，延胡索2克，花茶3克。

制法用法　将上述材料用250毫升开水冲泡后饮用，冲饮至味淡。

功效主治 活血理气止痛。适用于月经不调，痛经。

（十五）益母归茶

组　　成 益母草5克，当归3克，花茶3克。

制法用法 用前两味药的煎煮液300毫升泡茶饮用，冲饮直至味淡。

功效主治 养血调经。适用于月经不调，产后恶露不下等。

（十六）月季白芍茶

组　　成 月季花1克，白芍3克，绿茶3克。

制法用法 用开水冲泡后饮用。

功效主治 活血调经，消肿解毒。适用于月经不调，痛经，及美容用。

（十七）绿茶益母草汤

组　　成 绿茶1～2克，益母草150～200克，红糖25克，甘草3克。

制法用法 将上述材料用水煎服。

功效主治 活血利水，祛瘀调经。适用于月经后期。

（十八）泽兰叶茶

组　　成 绿茶1克，泽兰叶（干品）10克。

制法用法 用刚沸的开水冲泡大半杯，加盖5分钟。饮服此茶，头汁快喝完时，略留余汁，再泡再饮，直至冲淡为止。

功效主治 活血化瘀，通经利尿，健胃舒气。适用于月经提前或错后，经血时多时少，气滞血阻，小腹胀痛者甚宜，用于原发性痛经。

（十九）归芪枣茶

组　　成 当归5克，黄芪5克，大枣3枚，花茶3克。

制法用法 用上述材料的煎煮液350毫升泡茶饮用，冲饮至味淡。

功效主治 养血补气。适用于气血虚弱所致神倦、疲乏、咽干，月经不调，经量少，产后气血亏损，病久不愈气血枯竭，免疫功能低下，再生障碍性贫血，气虚低热。

注意事项

（1）饮食应以清淡且富有营养为主。

（2）注意补铁。

（3）补充维生素C的重要作用是促进生血功能，用于辅助治疗缺铁性贫血。

（4）可以多吃豆类，鱼类等高蛋白食物。

（5）月经来潮的前一周的饮食应清淡，易消化，富营养。增加绿叶蔬菜，水果，也要多饮水，以保证大便通畅，减少骨盆充血。

（6）月经来潮初期时，女性常会感到腰痛、不思饮食，此时不妨多吃一些开胃、易消化的食物，如枣、面条、薏米粥等。

（7）月经期会损失一部分血液。因此，月经后期需要多补充含蛋白及铁钾钠钙镁的食物，如肉、动物肝脏、蛋、奶等。

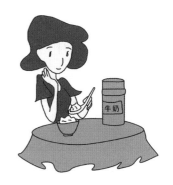

 ## 痛经

第二节

痛经是指经期或经行前后出现周期性小腹疼痛，或痛引腰骶，甚至剧痛晕厥的病证。本病是临床常见的妇科病之一，常见于年轻女性。

西医学将痛经分为原发性和继发性两种。前者又称功能性痛经，是指生殖器官无显著器质性病变者；后者多继发于生殖器官某些器质性病变，例如子宫腺肌病、慢性盆腔炎等。上述疾病凡以经期或经行前后出现小腹疼痛者，都可按本病症应用茶疗方调治。

临床表现

（1）肾虚痛经　经期或经后小腹隐隐作痛，月经量少，色淡质稀，头晕耳鸣，腰酸腿软，夜尿频多，面色晦暗，舌淡苔薄，脉沉细。

（2）气血虚痛经　经期或经后小腹隐痛喜按，月经量少，色淡质稀，疲倦乏力，头晕心悸，失眠多梦，面色苍白，舌淡苔薄，脉细弱。

（3）瘀滞痛经　经前或经期小腹隐痛，或胸胁乳房胀痛，经行不畅，经色紫暗有血块，血块排出后则痛减，舌紫暗或有瘀点，脉弦涩有力。

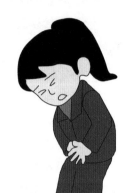

（4）寒凝痛经　经前或经期小腹冷痛，遇热痛减，经血量少，色暗有血块，畏寒肢冷，面色青白，舌淡暗苔白，脉沉紧。

（5）湿热痛经　经前或经期小腹灼痛，痛连腰骶，或平素小腹痛，至经前疼痛加剧，经量多或经期长，经色紫红，质稠或有血块，平时带下量多，黄稠臭秽，小便黄短，舌红苔黄腻，脉滑数。

茶疗法

（一）黑豆苏木茶

组　成　黑豆6克，苏木3克，红糖适量。

制法用法　将黑豆、苏木放入茶壶中，先用清水漂洗一次，然后加入清水800毫升，武火煮沸后，转为文火煎煮5～10分钟，加入红糖令溶，将茶汤倒入干净容器内备饮。代茶频饮，1天内饮尽。5天为一个疗程。

功效主治　补肾养血止痛。适用于肾虚痛经。

（二）四物调经茶

组　成　当归3克，白芍3克，川芎3克，熟地黄3克。

制法用法　将上述四物捣碎、研为粗末，置入茶壶中，先用凉开水漂洗一次，再倒入700毫升沸水，加盖闷泡5～10分钟即可。代茶频饮，1天内饮尽。5天为一个疗程。

功效主治 补气养血止痛。适用于气血虚痛经。

（三）川芎调经茶

组　成 川芎5克，红茶3克。

制法用法 将川芎捣碎、研为粗末，与红茶茶叶一同置入茶壶中，先用凉开水漂洗一次，再倒入500毫升沸水，加盖闷泡5~10分钟即可。代茶频饮，1天内饮尽。5天为一个疗程。

功效主治 理气开郁、活血止痛。气滞血瘀型痛经。

（四）芍药姜附茶

组　成 白芍5克，干姜3克，香附3克。

制法用法 将上述三物捣碎、研为粗末，置入茶壶中，先用凉开水漂洗一次，再倒入700毫升沸水，加盖闷泡5~10分钟即可。代茶频饮，1天内饮尽。5天为一个疗程。

功效主治 祛寒理气止痛。适用于寒凝痛经。

（五）清热调经茶

组　成 白茅根6克，薏苡仁5克，香附3克，红花3克。

制法用法 将上述材料捣碎、研为粗末，置入茶壶中，先用凉开水漂洗一次，再倒入900毫升沸水，加盖闷泡5~10分钟即可。代茶频饮，1天内饮尽。5天为一个疗程。

功效主治 清热利湿止痛。适用于湿热痛经。

（六）二花调经茶

组　成 玫瑰花9克（鲜品18克），月季花9克（鲜品18克），红茶3克。

制法用法 上述材料共制粗末。沸水冲泡，闷10分钟，不拘时温服。在经行前几天服为宜。

功效主治 活血调经，理气止痛。适用于气滞血瘀所致的痛经，月经量少，腹胀痛，经色黯或挟块，或闭经等。

（七）香附茶

组　成	香附5克，花茶3克。
制法用法	上两味洗净，放入壶中，用沸水250毫升冲泡5分钟即可。
功效主治	理气解郁，止痛调经；镇痛，抗菌。适用于肝胃不和导致胁肋胀痛、痰饮痞满，月经不调，痛经。

（八）香附芎茶

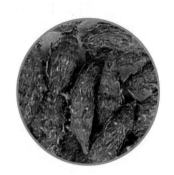

组　成	香附5克，川芎3克，花茶3克。
制法用法	上三味洗净，放入壶中，用沸水300毫升冲泡5分钟即可。
功效主治	疏肝活血。适用于肝郁气滞血瘀导致胁肋胀痛刺痛、痛经、闭经、经期头痛，关节痹痛，腰痛。

（九）月季花茶（二）

组　成	绿茶3克，月季花6克，红糖30克。
制法用法	加水300毫升，煮沸5分钟，去渣取汁即可饮用。
功效主治	和血调经。适用于血瘀痛经。

（十）调经茶

组　成	制香附150克，当归30克，川芎30克，莪术30克，藿香30克，枳壳30克，白芍30克，五灵脂30克，延胡索30克，吴茱萸30克，肉桂30克，牡丹皮30克，茯苓30克，砂仁30克，小茴香30克，苏叶30克。
制法用法	先将小茴香研为粗末，过粗筛，然后将另15味共研为末，过药筛，与小茴香末共拌匀，另取熟地黄150克，加水煎成膏状，将上述材料末加黄酒60毫升，搅匀，晒干即可。用洁净纱布袋分装，每袋9克，备用。每次用1袋，放入保温杯中，用沸水冲泡，代茶饮用。每日1～2袋。
功效主治	温经散寒，活血化瘀，补益肝肾，理气止痛。适用于痛经及月经不调。

（十一）山楂葵子茶

组　成　山楂30克，葵花子15克，红糖60克。

制法用法　将山楂、葵花子烤焦后研末，与红糖一起放入保温杯中，用沸水冲泡，代茶饮用。每日1剂，每日早、晚各服1次。在经前1～2日开始服用，或经来即服。每次月经周期服2剂，连用2个月经周期。

功效主治　活血化瘀，收敛镇痛，补中益气。适用于气血虚弱型痛经。

（十二）理气止痛茶

组　成　制香附15克，郁金9克，醋制延胡索9克，炒白芍24克，白芷9克，甘草9克。

制法用法　将上述材料共研为粗末，放入保温杯中，用沸水冲泡，加盖闷30分钟，代茶饮用。每日1剂。

功效主治　疏肝理气，活血化瘀。适用于气滞血瘀型痛经。

（十三）通经止痛茶

组　成　马鞭草60克，山楂30克，红糖30克，黄酒30毫升。

制法用法　将上述前2味药加水煎2次，取汁混合，加入红糖，倒入黄酒，代茶饮用。每日1剂，早、晚各服1次。

功效主治　通经止痛，活血化瘀。适用于气滞血瘀型痛经。

（十四）温经止痛茶

组　成　桂心2克，茯苓2克，桑白皮3克。

制法用法　将上述材料共研为粗末，放入保温杯中，用沸水冲泡，加盖闷30分钟，代茶饮用。每日1剂。

功效主治　温经化湿，理气化瘀。适用于寒湿凝滞型痛经。

（十五）清热止痛茶

组　成　牡丹皮10克，黄连3克，生地黄15克，败酱草15克，薏苡仁24克，红藤12克，当归15克，白芍12克，川芎12克，桃仁9克，红花9克。

制法用法　上述材料加水煎2次，取汁混合，代茶饮用。每日1剂，早、晚分服。

功效主治 清热凉血，活血化瘀。适用于血热郁结型痛经。

（十六）加味四物茶

组　　成 当归8克，熟地黄12克，白芍10克，川芎10克，艾叶8克，党参9克，延胡索3克，香附3克。

制法用法 将上述材料共研为粗末，放入保温杯中，用沸水冲泡，加盖闷30分钟，代茶饮用。每日1剂。

功效主治 益气养血，调经止痛。适用于气血虚弱型痛经。

注意事项

保持情绪愉快对预防痛经非常重要，应避免忧思恼怒抑郁、精神紧张等情绪波动；饮食忌辛辣、生冷食物，多食用温润食品；避风寒，注意保暖；劳逸结合，适当参加体育运动。

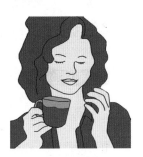

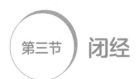 第三节 **闭经**

闭经又称经闭，属月经病范畴。是指在经期而停经3个月经周期以上者，属于妇科常见病。

临床表现

闭经的常见症状有形态肥胖、倦怠、呕恶、纳差、带下量多色白，舌苔白腻，脉弦滑月经初潮较迟，色淡红，经量少，渐至经闭，眩晕耳鸣，腰膝酸软，口干，手足心热，或潮热汗出，舌淡红少苔，脉弦细或细涩等。另外，还可能有畏寒、干燥、皮肤苍白、心动过缓、血压低、反应迟钝、嗜睡、痴呆、淡漠、乏力、厌食、性欲下降、乳房萎缩、腋毛及阴毛脱落甚至是不孕的症状出现。

茶疗法

（一）红花通经茶

组　　成　红花9克，生卷柏10克，泽兰12克，当归10克，桂枝10克。

制法用法　将上述材料共研为粗末，放入热水瓶中，倒入沸水适量，加盖闷20分钟，代茶饮用。每日1剂。于经前1天开始服直至经行正常，腹痛缓解时即停。

功效主治　行气活血，通经止痛。适用于闭经。常伴小腹痛。

（二）健脾通经茶

组　　成　当归10克，生黄芪10克，党参10克，赤芍10克，熟地黄10克，淫羊藿10克，菟丝子10克，覆盆子10克，桑椹10克，制香附10克，川芎3克。

制法用法　将上述材料共研为粗末，和匀，备用。每次取50克，放入保温杯中，用沸水冲泡，加盖闷30分钟，代茶饮用。每日1剂，或上述材料煎汤取汁，每日服2次。

功效主治　益气养血，健脾补肾。适用于脾肾不足型闭经。

（三）二子归地茶

组　　成　当归15克，熟地黄18克，枸杞子12克，女贞子24克。

制法用法　将上述材料共研为粗末，放入保温杯中，用沸水冲泡，加盖闷30分钟，代茶饮用。每日1剂。

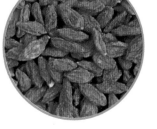

功效主治　补益肝肾，养血调经。适用于肝肾不足型闭经。

（四）归芪牛膝茶

组　成　当归30克，黄芪30克，牛膝15克。

制法用法　将上述材料共研为粗末，放入保温杯中，用沸水冲泡，加盖闷30分钟，代茶饮用。每日1剂。

功效主治　益气活血，补血调经。适用于血虚型闭经。

（五）香茜留行茶

组　成　制香附15克，茜草15克，王不留行15克，红牛膝根15克。

制法用法　将上述材料共研为粗末，放入保温杯中，用沸水冲泡，加盖闷30分钟，代茶饮用。每日1剂。

功效主治　行气化瘀。适用于气滞血瘀型闭经。

（六）苡仁根茶

组　成　薏苡仁根30克。

制法用法　将上述材料切碎，放入茶杯中，用沸水冲泡，加盖闷30分钟，代茶饮用。每日1剂。

功效主治　利湿健脾，化痰通经。适用于痰湿阻滞型闭经。

（七）益母芪茶

组　成　益母草5克，黄芪5克，当归3克，香附3克，花茶5克。

制法用法　益母草5~6月间采收。用上述材料的煎煮液350毫升泡茶饮用，冲饮至味淡。

功效主治　益气养血，通经。适用于闭经，月经不调。

（八）枣树皮茶

组　成　枣树皮20克。

制法用法　将枣树皮切碎，煎水代茶饮。

功效主治　温中养血。适用于闭经。

（九）绿茶红花汤

组　　成	绿茶1~1.5克，红花1克，紫砂糖25克。
制法用法	先将红花喷上醋后用文火炒干，再加茶、糖浸泡饮服。
功效主治	清热活血，消炎止痛。适用于痛经，闭经等。

（十）绿茶郁金汤

组　　成	绿茶1~2克，醋制郁金粉5~10克，炙甘草5克，蜂蜜25克。
制法用法	用水煎服。
功效主治	抗癌，行气解郁，凉血祛痰。适用于闭经，痛经，胸腹胀痛等。

注意事项

对于营养不良造成的闭经，需要增加营养。对于肥胖女性的闭经，在饮食上，应进食低热量、富含维生素和矿物质的食物。另外，要鼓励患者加强锻炼，经常进行适当的体力劳动，增强体质，保证睡眠质量。如精神性闭经应行精神心理疏导疗法。

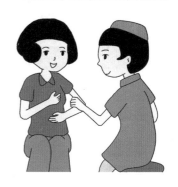

第四节　带下病

带下病是指白带量显著增多，色、质、气味发生异常的病症。带下病具有病程绵长、反复发作、不易速愈的特点，且时常并发月经不调、闭经、不孕、肿瘤等疾病。西医学的阴道炎、子宫颈炎、盆腔炎、妇科肿瘤等疾病，凡是以白带的量、色、质、味发生异常者，都可按本病症应用茶疗方调治。

临床表现

（1）脾虚带下　带下量多，色白或淡黄，质稀薄，无臭气，绵绵不断，疲倦乏力，四肢不温，腹胀少食，大便稀烂，舌淡苔白腻，脉缓弱。

（2）肾虚带下　带下量多，色白清冷，稀薄如水，淋漓不断，头晕耳鸣，腰痛如折，畏寒肢冷，小腹冷感，小便频数，夜间加重，大便稀烂，面色晦暗，舌淡润苔薄白，脉沉细迟。

（3）湿热带下　带下量多，色黄质稠，有臭气，伴阴部瘙痒，胸闷心烦，口苦咽干，饮食不佳，小腹作痛，小便黄短，舌红苔黄腻，脉濡数。

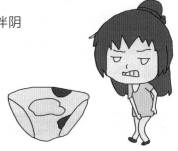

（4）湿毒带下　带下量多，黄绿如脓，臭秽难闻，小腹疼痛，腰骶酸痛，口苦咽干，小便黄短，舌红苔黄腻，脉滑数。

茶疗法

（一）山药石榴茶

组　成　山药6克，石榴皮3克，干姜3克。

制法用法　将上述三物捣碎、研为粗末，置入茶壶中，先用凉开水漂洗一次，再倒入700毫升沸水，加盖焖泡5～10分钟即可。代茶频饮，1天内饮尽。6天为一个疗程。

功效主治　健脾益气、固涩止带。适用于脾虚带下。

（二）肉桂双子茶

组　成　菟丝子5克，五味子3克，肉桂1克。

制法用法　将上述三物捣碎、研为粗末，置入茶壶中，先用凉开水漂洗一次，再倒入500毫升沸水，加盖焖泡5～10分钟即可。代茶频饮，1天内饮尽。6天为一个疗程。

功效主治　温肾助阳、涩精止带。肾虚带下。

（三）清热止带茶

组　成　白茅根5克，车前草3克，夏枯草5克。

制法用法　将上述三物剪碎、研为粗末，置入茶壶中，先用凉开水漂洗一次，再倒入700毫升沸水，加盖闷泡5～10分钟即可。代茶频饮，1天内饮尽。5天为一个疗程。

功效主治　清热利湿止带。适用于湿热带下。

（四）败酱公英茶

组　成　败酱草6克，蒲公英5克，金银花5克。

制法用法　将上述三物剪碎、研为粗末，置入茶壶中，先用凉开水漂洗一次，再倒入900毫升沸水，加盖闷泡5～10分钟即可。代茶频饮，1天内饮尽。5天为一个疗程。

功效主治　清热解毒除湿。适用于湿毒带下。

（五）山药扁豆茶

组　成　炒山药30克，炒扁豆30克，芡实30克。

制法用法　将上述材料共研为粗末，放入保温杯中，用沸水冲泡，加盖闷30分钟，或煎汤，取汁，代茶饮用。每日1～2剂。

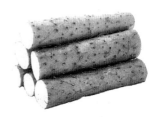

功效主治　补脾益肾。适用于脾虚型带下。

（六）苓术干姜茶

组　成　茯苓15克，白术15克，干姜6克，炙甘草20克。

制法用法　将上述材料共研为粗末，放入保温杯中，用沸水冲泡，加盖闷30分钟，代茶饮用。每日1剂。

功效主治　和胃补脾。适用于脾虚型带下。

（七）柴苓白芍茶

组　成　柴胡6克，茯苓15克，白芍15克，茵陈10克，陈皮3克，甘草4克，山栀子9克。

制法用法 将上述材料共研为粗末，放入保温杯中，倒入沸水，加盖闷30分钟，或煎汤取汁，代茶饮用。每日1剂。

功效主治 疏肝养血，健脾祛湿。适用于脾虚肝郁型带下。

（八）红藤黄柏茶

组　　成 红藤30克，黄柏12克，败酱草10克，白鸡冠花10克，土茯苓24克，生谷芽30克，薏苡仁30克。

制法用法 上述材料加水煎2次，取汁混匀，代茶饮用。每日1剂。

功效主治 清热解毒，凉血燥湿。适用于湿热型带下。

（九）马兰茶

组　　成 马兰根20克，红枣10克。

制法用法 马兰根洗净切碎和红枣（剪碎）一同煎，代茶饮。

功效主治 清热利湿、凉血解毒、止带。适用于湿热带下。

（十）鸡冠花茶

组　　成 鸡冠花30克。

制法用法 鸡冠花切碎，煎水代茶饮。

功效主治 清热利湿，收敛止带。适用于赤白带下，阴道毛滴虫病等。

注意事项

饮食宜清淡，忌辛辣肥厚煎炸食物，多饮水；保持情志愉快，不宜抑郁恼怒忧思；保持外阴清洁，特别在天气炎热的季节，应勤洗澡、换洗内衣裤；对于反复带下增多、白带伴有血丝者，应进行妇科检查和排癌检查，避免贻误病情。

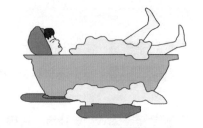

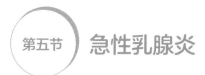

第五节　急性乳腺炎

乳腺炎以乳房部的化脓性感染为常见。常发生于产后未满月的哺乳期女性，初产妇居多，也可见与产后2~4个月，甚至一年以上，最长可达二年，通常与哺乳时限延长有关。此外，妊娠期、非妊娠期和非哺乳期亦可发生本病。

临床表现

（1）瘀积性乳腺炎　发生在产褥初期（常在产后1周左右）。产妇感双乳不同程度的胀痛，体温偏高（38.5℃左右）。检查乳房胀满，表面微红（充血），压痛，但排出乳汁后症状多能消失。

（2）化脓性乳腺炎

①炎症扩散到表浅淋巴管，生成丹毒样淋巴管炎。产妇突发高热，往往伴有寒战，乳房触痛，局部皮肤出现红点或红线，为此型特征。

②炎症只在乳晕部结缔组织，形成乳晕下脓肿。

③感染沿着淋巴管扩散到乳腺间质内，可自表面到基底，横贯乳房组织。此种脓肿可仅在单一乳腺小叶，亦可扩散至大部乳腺。

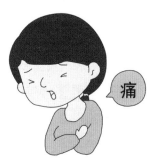

④感染迅速扩散，深达位于乳房基底部和胸大肌之间的乳房后疏松结缔组织，形成乳房后脓肿。

茶疗法

（一）大黄公英茶

组　成　生大黄6克，蒲公英6克，荆芥穗10克。

制法用法　将上述材料共研为粗末，放入保温杯中，冲入沸水300毫升，加盖闷泡10～15分钟，代茶饮用。每日1剂。

功效主治 清热解毒，消痈散结。适用于急性乳腺炎。

（二）麦核浙贝茶

组　成 麦芽30克，橘核30克，浙贝母15克。

制法用法 将上述材料共研为粗末，放入保温杯中，用沸水冲泡，加盖闷15分钟，代茶饮用。每日1剂。

功效主治 消肿散结。适用于急性乳腺炎。

（三）雄黄矾茶散

组　成 雄黄4.5克，明矾4.5克，细茶4.5克。

制法用法 将上述材料共研细末，每次4.5克，用黄酒送服。每日1次，3日服完。

功效主治 清热降火，解毒消肿。适用于乳头红肿，疼痛灼热。

（四）牛蒡叶茶

组　成 牛蒡叶10克。

制法用法 上述材料水煎数沸，去渣，取汁。

功效主治 疏散风热，清热解毒。适用于急性乳腺炎未化脓者。

（五）野菊花茶

组　成 野菊花15克。

制法用法 将上述材料沸水冲泡，代茶频饮。

功效主治 清热解毒，消肿。适用于乳痈初起红肿较显者。

注意事项

（1）妊娠5个月后，时常用温热水或75%酒精擦洗乳头；孕妇有乳头内陷者，应时常挤捏提拉矫正，可用小酒杯叩吸。

（2）产后预防乳痈，关键是预防乳汁瘀积，应指导产妇合理哺乳，养成定时哺乳的习惯，保证乳汁排出通畅；乳汁过多时，可用吸乳器将乳汁吸尽排空。

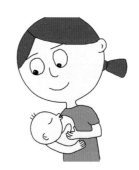

（3）防止乳头损伤，时常保持乳头清洁卫生，随时更换内衣与乳罩，注意观察婴儿口腔有无感染，同时，应保持情怀舒畅，饮食有节。

（4）乳母应保持精神舒畅，避免情绪过激，断乳时应逐渐减少哺乳次数，然后再行断乳。

第六节　妊娠恶阻

妊娠早期出现恶心呕吐，头晕倦怠，甚至食入即吐者，成为"妊娠恶阻"。也称为"子病""恶儿""阻病"。多因脾胃虚弱或肝胃不和导致冲气上逆、胃失和降。如果呕吐日久，浆水不入，伤及气阴，可继发气阴两虚的恶阻重症。

临床表现

通常在受孕40余天后，出现形寒、体倦、嗜酸、恶心、呕吐，甚则食入即吐，无法饮食。多日不愈，呈现全身性虚弱状态，是妊娠早期反应。

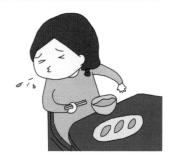

茶疗法

（一）紫苏安胎茶

组　成　紫苏叶10克，紫苏叶梗10克，茯苓6克，陈皮6克。

制法用法 将上述材料共研为粗末，放入保温杯中，用沸水冲泡，加盖闷10分钟，代茶饮用。每日1剂。

功效主治 理气和胃止呕。适用于妊娠恶阻，胃脘痞闷，频频呕吐，不思饮食。

（二）苏梗安胎茶

组　　成 红茶1克，紫苏梗6克，生姜2片，陈皮3克。

制法用法 将上述材料共研为粗末，放入保温杯中，用沸水冲泡，加盖闷10分钟，代茶频饮。每日1剂，可反复冲泡2或3次。

功效主治 理气和胃，降逆安胎。适用于妊娠恶阻、恶心呕吐、头晕厌食，或食入即吐等症。

（三）参夏姜枣茶

组　　成 太子参20克，制半夏9克，煨生姜2片，大枣3枚。

制法用法 将生姜1小块用草纸包裹一层，淋湿后，置于炭火上，煨至焦黄色（去纸屑），备用。大枣去核。各种材料混合放入保温杯中，用沸水冲泡，加盖闷15~20分钟。代茶慢慢饮用。每日1剂。

功效主治 和中止呕。适用于妊娠呕吐。

（四）妊娠止呕茶

组　　成 黄芩10克，紫苏梗5克。

制法用法 将上述材料共研为粗末，放入茶杯中，用开水300毫升冲泡，加盖闷30分钟，代茶饮用。每日1剂。

功效主治 理气安胎，和胃止呕。适用于妇女因胎热不安出现的恶心呕吐、心中烦热、口吐酸水、饥不欲食等症。

（五）苏姜陈皮茶

组　　成 紫苏梗6克，陈皮3克，生姜2片，红茶3克。

制法用法 将前3味药共研为粗末，与红茶一起放入保温杯中，用沸水冲泡，加盖闷15分钟，代茶饮用。每日1剂。

功效主治 理气和胃，降逆止呕。适用于妊娠恶阻、恶心呕吐、头晕、厌食，或食入即吐。

（六）半夏竹茹茶

组　成　清半夏6克，竹茹9克，陈皮6克，紫苏梗5克。

制法用法　将上述材料共研为粗末，放入保温杯中，用沸水冲泡，加盖闷15分钟，代茶饮用。每日1剂。

功效主治　理气和胃，降逆止呕。适用于妊娠恶阻。

（七）苏叶黄连茶

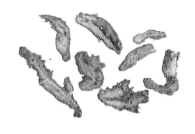

组　成　紫苏叶10克，黄连5克，姜半夏9克，红茶3克。

制法用法　将上述前3味共研为粗末，与红茶一起放入保温杯中，用沸水冲泡，加盖浸泡15分钟，代茶饮用。每日1剂。

功效主治　疏风清热，降逆止呕。适用于妊娠恶阻。

（八）干夏茶

组　成　干姜5克，半夏3克，人参2克，红茶3克。

制法用法　用300毫升沸水冲泡后饮用，冲饮至味淡。

功效主治　温经止呕。适用于妊娠呕吐不止。

（九）参夏茶

组　成　人参3克，半夏3克，花茶3克。

制法用法　用200毫升沸水泡茶饮用，冲饮至味淡。

功效主治　补脾开胃，益气止呕。适用于妊娠恶阻、呕恶、尿毒症等病所致顽固性呕吐。

（十）红茶大枣汤

组　成　红茶0.5～1.5克，制大枣25～30克，生姜10克。

制法用法　取大枣（鲜品）300克，加适量清水（如过面水），煮熟后，捞起晾干，后焙至枣皮皱或蒸熟（约蒸30分钟），备用。将生姜300克洗净、切片，炒干后，调入蜂蜜适量，拌炒成黄色，不粘手为度，冷却备用。按照配方剂量加开水200～300毫升，先煮大枣、生姜，煮沸5分钟，再投入红茶即可。装碗即可。

功效主治 健脾补血，和胃，助消化。适用于食欲不振，妊娠恶阻。

注意事项

（1）孕妇早期饮食宜少食多餐，以瘦肉、鱼类、蛋类、面条、牛奶、豆浆、新鲜蔬菜和水果为佳。清晨呕吐严重者可食较干的食物，如烤馒头片、面包干、苏打饼干、甜饼干等。反应过重者可适时服用维生素B_1、维生素B_6。

（2）保持精神愉快，心情舒畅，不宜过怒过悲，戒除情绪大幅度波动。多参加娱乐活动，多听音乐。

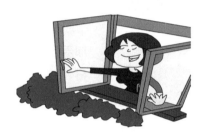

（3）注意休息，每日确保8～9小时睡眠，保持室内空气流通，清新，温度适中，不宜过冷或过热。

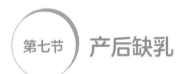

第七节 产后缺乳

产妇在哺乳时乳汁甚少或全无，不足够甚至不能喂养婴儿者，称为产后缺乳。缺乳的程度和情况各不相同：有的开始哺乳时缺乏，以后稍多但仍不充足；有的全无乳汁，完全不能喂乳；有的正常哺乳，突然高热或心情过极后，乳汁骤少，不足于喂养婴儿。

临床表现

（1）气血亏虚　产后乳少，甚或全无，乳汁清稀，乳房柔软，无胀感。伴面色萎黄，神疲食少。舌淡，少苔，脉虚细。

（2）肝郁气滞　产后乳汁甚少或全无，乳汁稠，且乳房胀硬而痛。情志抑郁不乐，胸胁胀痛，食欲减退，或有微热。舌质暗红或尖边红，苔薄黄，脉弦细或弦数。

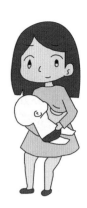

茶疗法

（一）橘叶茶

组　　成	鲜橘叶25克，青皮25克，鹿角霜25克，黄酒15毫升。
制法用法	将上述材料共研为粗末，放入保温杯中，冲入沸水，加盖闷30分钟，兑入黄酒，代茶饮用。每日1剂。
功效主治	疏肝通乳。适用于肝郁气滞血瘀型产后缺乳。

（二）催乳茶

组　　成	王不留行10克，天花粉30克。
制法用法	将上述材料共研为粗末，放入保温杯中，冲入沸水，加盖闷30分钟。代茶饮用。每日1剂。
功效主治	通络催乳。适用于产后乳汁不通。

（三）解毒茶

组　　成	金银花15克，蒲公英15克，绿茶3克，黄酒15毫升。
制法用法	将前3味放入茶杯中，倒入沸水，加盖泡15分钟，加入黄酒，代茶饮用。每日1剂。
功效主治	解毒催乳。适用于产后乳汁不下。

（四）芝麻催乳茶

> **组　成**　绿茶1克，芝麻5克，红糖25克。
> **制法用法**　将芝麻炒熟研末，与红糖、绿茶一同以沸水冲泡，代茶频服。
> **功效主治**　生津通乳。适用于妇女乳少。

（五）甜瓜子赤豆茶

> **组　成**　甜瓜子60克，赤小豆30克，路路通12克。
> **制法用法**　水煎服，每日1剂。
> **功效主治**　活络通乳。适用于产后缺乳。

（六）通草小麦茶

> **组　成**　通草10克，小麦25克，绿茶2克。
> **制法用法**　将前两味加350克水，煎沸15分钟后加入绿茶，分3次服饮。可复煎续服。每日1剂。
> **功效主治**　健脾补虚，滋阴清热。适用于产后缺乳。

注意事项

（1）孕期应做好乳头护理。若发现乳头凹陷，要经常把乳头往外拉，并要经常用肥皂擦洗乳头，防治乳头皲裂造成喂养困难。保持乳头清洁，并用温水清洗乳头。提倡早期哺乳，定时哺乳，促进乳汁的分泌。

（2）注意卧床休息，保证足够的睡眠。

（3）产后七天内，每天按摩乳房两次，每次15~20分钟。定时喂奶，正确哺乳，一定要做到让婴儿吸紧乳头和吸空一侧乳房。

（4）加强产后营养，尤其应多吃富含蛋白质的食物和新鲜蔬菜，保证充足的汤水。

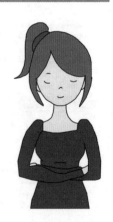

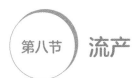

第八节 流产

妊娠不足28周、胎儿体重不足1000克而终止妊娠者称为流产。流产发生于妊娠12周前者称为早期流产，发生在妊娠12周至不足28周者称晚期流产。流产又分为自然流产与人工流产，自然流产的发病率占全部妊娠的15%左右，多数为早期流产。还有两种特别流产类型：稽留流产与习惯性流产。

临床表现

流产的主要症状是阴道流血及腹痛。早期流产的全过程都伴有阴道流血；晚期流产时，胎盘已形成，流产过程与早产类似，胎盘继胎儿娩出后排出，一般出血不多，特点是常常先有腹痛，然后出现阴道流血。流产时腹痛是阵发性宫缩样疼痛，早期流产出现阴道流血后，胚胎分离和宫腔内存有的血块刺激子宫收缩，出现阵发性下腹疼痛，特点为阴道流血往往出现在腹痛之前。晚期流产则先有阵发性子宫收缩，然后胎盘剥离，因此阴道流血出现在腹痛之后。流产时检查子宫大小、宫颈口是否扩张以及是否破膜，根据妊娠周数和流产过程不同而异。

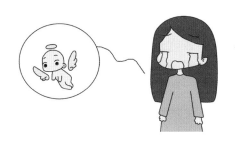

茶疗法

（一）胶艾安胎茶

组　　成　阿胶9克，陈艾叶9克，蛤粉6克。

制法用法　将上述材料放入保温杯中，用沸水冲泡，加盖闷30分钟，代茶饮用。每日1剂。

功效主治 暖宫安胎，养阴止血。适用于先兆流产出血（胎漏）。

（二）莲子葡萄干茶

组　成 莲子90克，葡萄干30克。

制法用法 将莲子去皮、心，洗净后，与葡萄干一起装入陶瓷罐里，加清水700～800毫升，用旺火隔水炖至莲子熟透即成。代茶饮食（喝汤，食莲子、葡萄干）。每日1次。通常5～10次见效。

功效主治 补气，益肝，安胎。适用于脾肾虚弱型胎动不安。

（三）阿胶蛋红茶

组　成 阿胶12克，鸡蛋2枚，红糖30克。

制法用法 先将阿胶加水200毫升，煎沸，直到阿胶全部溶化后，打入鸡蛋，待蛋熟后，兑入红糖。代茶饮食。每次煎服1剂，每日3次。连服2～5日，直至出血停止。症状缓解后改为每日1次，睡卧服，连服3～7天。

功效主治 扶正固胎。适用于胎动不安。

（四）寄生艾茶

组　成 桑寄生5克，艾叶3克，阿胶3克，红茶3克，红糖10克。

制法用法 用前三味药的煎煮液300毫升烊化阿胶，泡茶、糖饮用，冲饮直至味淡。

功效主治 补肾，温经，和血。适用于妊娠胎动不安，心腹刺痛。

（五）续断寄生茶

组　成 续断5克，桑寄生3克，菟丝子3克，阿胶3克，红茶3克。

制法用法 用前四味药的煎煮液350毫升泡茶饮用，冲饮直至味淡。

功效主治 固肾养血安胎。适用于滑胎。

（六）糯米黄芪茶

组　成 糯米30克，黄芪15克，川芎5克，茶2克。

制法用法 上三味加水1000毫升，煎至500毫升，去渣即可。

> **功效主治**　调气血，安胎。适用于胎动不安。

（七）玉米衣茶

> **组　　成**　玉米衣1只。
>
> **制法用法**　玉米衣，切碎，煎水代茶频饮。
>
> **功效主治**　清热利尿，固胎。适用于习惯性流产。

（八）苎麻根南瓜蒂茶

> **组　　成**　苎麻根60克，南瓜蒂45克。
>
> **制法用法**　水煎温服，每日1剂。
>
> **功效主治**　安胎止血。适用于先兆流产和习惯性流产。

（九）益母草急性子茶

> **组　　成**　益母草30克，急性子10克。
>
> **制法用法**　水煎服，每日1剂。
>
> **功效主治**　安胎止血。适用于先兆流产和习惯性流产。

注意事项

（1）生活要有规律　起居以平和为上，如早晨多吸新鲜空气，并参加适当的活动，但不要提重物或攀高履险等。每日保证睡够8小时，条件允许可午睡，但不要过量睡眠。逸则气滞，导致难产；劳则气衰，导致伤胎流产。养成每日大便定时的习惯，保证大便通畅，但应避免用泻药。

（2）要注意个人卫生　常换衣，勤洗澡，但不宜盆浴、游泳。特别要注意阴部卫生，防止病菌感染。衣着应宽大，腰带不要束紧。平时应穿平底鞋。

（3）要选择合适的饮食　食物要以易于消化的为主，尤其应选食富含各种维生素、微量元素的食品，如各种蔬菜、水果、豆类、蛋类、肉类等。胃肠虚寒者，慎服性味寒凉食品，如绿豆、白木耳、莲子等；体质阴虚火旺者慎食公鸡、牛肉、狗肉、鲤鱼等易上火之品。

（4）要保持心情舒畅　研究表明，神经系统的功能状态对流产起着决定性作用。因此，妊娠期精神要舒畅，避免各种刺激，采用多种方法消除紧张、烦闷、恐惧心理，以调和情志。

（5）要慎戒房事　对有自然流产史的孕妇来说，妊娠3个月以内、7个月以后应避免房事，习惯性流产者此期应严禁房事。

（6）要定期做产前检查　妊娠中期就应开始定期进行产前检查，医生可及时发现和处理异常情况，并可指导孕期保健。有过自然流产或习惯性流产的妇女，怀孕前应先到妇产科诊治，若受孕后出现流产先兆，如阴道流血、下腹疼痛等更应及时就医。

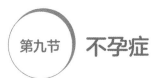

第九节　不孕症

不孕症，是指生育年龄的妇女，配偶生理正常，同居2年以上不孕，或曾经有过生育，而后2年以上未避孕而不再受孕者。前者为原发性不孕，后者称为继发性不孕。

临床表现

（1）肾虚胞寒　月经不调，量少色淡，腰酸腹冷，带下清稀，性欲下降，舌淡、苔薄白，脉沉细弱。

（2）冲任血虚　月经推后，量少色淡或经闭，面黄体弱，疲倦乏力，头昏心悸，舌淡、少苔，脉沉细。

（3）气滞血瘀　月经推后或是先后无定期，量少色紫有血块，经前乳房和胸胁胀痛，腰膝疼痛拒按，舌紫暗或有瘀斑，脉弦涩。

（4）痰湿阻滞　月经推后，量少色淡，白带量多质稠，体型肥胖，面色㿠白，口腻纳呆，大便不爽或稀溏，舌胖色淡、舌边有齿痕、苔白腻，脉滑。

茶疗法

（一）通经益孕茶

组　成　茶树根15克，小茴香10克，凌霄花10克，红糖适量。

制法用法　将前3味药共制为粗末，置于保温杯中，用沸水冲泡，加盖闷15分钟，代茶热饮。每日1剂。从月经来潮前1天开始，连服3个月。

功效主治　活血调经，温宫散寒。适用于经前腹痛，得暖则缓；或初期经少有瘀块，小腹挛痛，等到畅行后腹痛始缓，以至于婚后久不受孕。

（二）复孕茶

组　成　熟地黄9克，黄芪9克，当归4.5克，白芍4.5克，川芎4.5克，肉桂4.5克。

制法用法　将上述材料共研为粗末，放入保温杯中，用沸水冲泡，加盖闷30分钟，代茶饮用。每日1剂。经前后各服5剂，连服3个月。

功效主治　补气血，益肝肾，复生育。适用于不孕症。

（三）补肾续子茶

组　成　何首乌15克，枸杞子15克，菟丝子15克，当归15克，桃仁15克，肉桂5克，红茶3克。

制法用法　将前6味药共研为粗末，与红茶一起放入保温杯中，用沸水冲泡，加盖闷30分钟，代茶饮用。每日1剂。从经后1~2天开始，来潮前2天停，连服3个月。

功效主治　补肾续子，活血调经。适用于不孕症。

注意事项

（1）经期卫生要注意　经期不注意卫生易患上妇科疾病，比如痛经、月经不调、阴道炎、外阴炎、宫颈炎等这些均会影响到婚后怀孕。在经期应保持乐观舒畅的心情，注意休息避免熬夜造成疲劳。饮食宜温热禁止吃生冷寒凉的食物，起居要规律、勤换内裤和卫生巾，注意不要感冒。

（2）月经不调要及时治疗　少女的月经不调通常比较单纯，因此要及时治疗，以免发展成严重的妇科疾病。

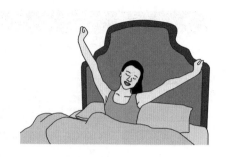

（3）月经迟到　有些女性的月经来得比较晚，有的可能到18岁或20岁才来月经初潮，此类女性的生殖系统功能相对低下，婚后往往无法怀孕且月经情况越来越差，直到闭经。对于这部分群体的人，需注意多锻炼，辅以药物治疗。

第十节　更年期综合征

更年期综合征，中医学无此病名，是指妇女月经将绝未绝，肾气渐衰，脏腑功能逐渐减退之际所出现的一系列症状和体征的综合征，是50岁左右妇女常见多发病。

临床表现

（1）肾阴不足　绝经前后烘热出汗，烦躁不安，头晕耳鸣，腰酸膝软，口干便结，月经失调。舌干红，脉细弱。

（2）肾虚肝旺　绝经前后烘热出汗，暴躁易怒，头痛头晕，腰酸耳鸣，口干咽燥，大便干结，或月经失调。苔黄，舌干红少津，脉细弦。

（3）肾虚肝郁　绝经前后月经紊乱，或先或后，或淋漓不尽，烘热出汗，抑郁

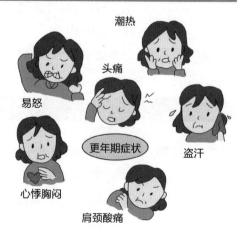

多虑，多猜疑，经前有时乳胀，腰酸头胀。苔薄，舌红，脉细弦。

（4）肾阳衰弱　绝经前后畏寒肢冷，面色苍白，精神萎靡，腰酸膝冷，性欲淡漠，纳少。月经量少，色淡。苔薄，舌淡，脉沉细无力。

（5）脾肾阳虚　绝经前后腰酸畏寒，面色苍白，纳少便溏，面肢肿胀，月经量少，色淡。苔薄，脉沉细弱。

（6）肾阴肾阳两虚　绝经前后腰酸乏力，燥热出汗，继而畏寒肢冷，月经量中或少，淋漓不尽。苔薄，舌尖红，脉沉细弱。

茶疗法

（一）更年降火茶

组　成　苦丁茶3克，菊花3克，莲子心1克，枸杞子10克。

制法用法　将上述材料共放入茶杯中，用沸水冲泡，加盖闷10分钟，代茶频饮。每日1剂，可复泡3～5次。

功效主治　滋阴降火。适用于肾虚肝旺型更年期综合征。

（二）解郁茶

组　成　柴胡10克，白芍10克，制香附10克，陈皮10克，郁金10克，枳壳15克，木香6克，绿茶3克。

制法用法　将前7味药共研为粗末，与茶叶一起放入保温杯中，用沸水冲泡，加盖闷30分钟，代茶饮用。每日1剂。

功效主治　疏肝解郁。适用于肾虚肝郁型更年期综合征。

（三）更年安神茶

组　成　生地黄12克，白芍12克，女贞子12克，杭菊花9克，黄芩9克，炒枣仁9克，生龙齿30克，绿茶5克。

制法用法　将上述材料加水煎3次，取3次煎液混合，约750毫升，代茶分3次饮用。每日1剂。

功效主治　养阴平肝，安神镇惊。适用于肾虚肝郁型更年期综合征。

（四）绿茶玫瑰花汤

组　　成	绿茶1克，玫瑰花（或益母草花）5克，蜂蜜25克。
制法用法	先将玫瑰花与绿茶一同煎汤，加蜂蜜饮。
功效主治	理气解郁，和血散瘀。适用于更年期综合征。

（五）佛手花茶

组　　成	佛手花5克，绿茶2克。
制法用法	将佛手花、绿茶一起放入茶杯中，以沸水冲泡，盖浸10分钟即可。代茶频饮，可复泡3～4次服饮。
功效主治	疏肝理气，解郁散结。适用于更年期综合征。

（六）枸杞芍茶

组　　成	枸杞5克，白芍3克，绿茶3克，冰糖10克。
制法用法	上述四味洗净后，放入壶中，用沸水250毫升冲泡5～10分钟即可。
功效主治	养血柔肝。适用于更年期综合征。

注意事项

（1）养成良好的起居习惯　作息应有规律，睡眠要充足，但也不宜过多贪睡和长时间卧床。

（2）多参加文体活动或是社区活动　这样既可以丰富精神生活，还可以锻炼身体，提高身体素质。

（3）保持愉悦的心情，注意调整心态　更年期女性易出现喜怒无常，控制好自己的情绪非常重要。

（4）合理调整饮食　饮食应以清淡为主，需少盐、低脂、低糖，可多食含维生素、蛋白质及钙质丰富的食物。

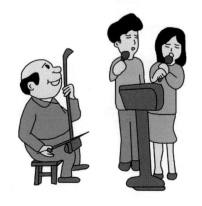

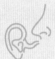

第四章

儿科病症茶疗法

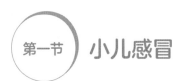

第一节 小儿感冒

小儿感冒，俗称"伤风"。是小儿时期最常见的外感疾病。一年四季都能发病，尤以冬春季节发病率最高。

临床表现

小儿感冒以幼儿期发病最多，学龄儿童逐渐减少。临床轻症仅有鼻部症状，也可以有流泪、轻咳或者咽部不适，4天内可以痊愈。若感染涉及鼻咽部，常有发热、咽痛、扁桃体炎，发热可持续2～3天或者1周左右。重症者可发生高热，伴有冷感、头痛、全身无力、食欲锐减、睡眠不安，可因为鼻咽部分泌物造成频繁咳嗽。小儿感冒以风寒和风热两种类型为主。

（1）风寒感冒　常表现为发热较轻，不出汗，畏寒怕冷。且流清水鼻涕、咳嗽阵阵、痰清稀易咳出、舌苔薄白。

（2）风热感冒　主要表现为高热、汗多、口唇红、咽干痛，鼻塞、流黄鼻涕，咳嗽声音重浊，痰少不易咳出，舌苔黄腻。

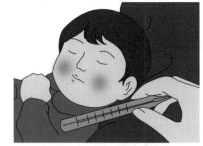

（3）暑湿感冒　表现为高热无汗、头痛困倦、胸闷恶心、厌食不渴、呕吐或大便溏泄、鼻塞、流涕、咳嗽。舌质红，舌苔白腻或黄腻。

茶疗法

（一）姜葱糖茶

组　成　葱白50克，生姜30克，红糖30克。

制法用法　将葱白切碎，生姜切丝，置于保温杯中，用沸水冲泡，加盖闷5分钟，兑入红糖，搅匀，代茶饮用。每日1剂。

功效主治 疏风散寒，辛凉解表。适用于风寒型小儿感冒。

（二）绿豆茶（一）

组　　成 绿豆30克，绿茶叶10克，红糖适量。

制法用法 将绿豆洗净捣碎，茶叶布包，一起放入砂锅内，加清水300毫升煎至150毫升，取出茶叶兑入红糖，代茶饮食。每日1剂。

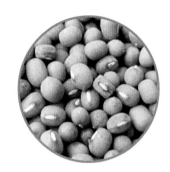

功效主治 清热解表。适用于风热型小儿感冒。

（三）绿豆青茶

组　　成 绿豆50粒（捣碎），青茶3克，冰糖15克。

制法用法 将上述材料放入茶杯中，用沸水冲泡，加盖闷20分钟，代茶饮用。每日1剂。

功效主治 清热解表。适用于小儿流行性感冒，对咽喉肿痛、热咳者效果更佳。

（四）贯众茶（一）

组　　成 贯众6克，青茶3克。

制法用法 将上述材料制成粗末，放入茶杯中，用沸水冲泡，加盖闷10分钟，代茶饮用。每日1剂，连服5天。

功效主治 清热解毒，辛凉解表。适用于小儿流行性感冒、四时感冒、暑热、斑疹。

（五）苏叶葱白茶

组　　成 紫苏叶5克，葱白5克，生姜5克，黑豆5克，茶叶5克。

制法用法 上述材料加清水500毫升，煎沸5～10分钟，取汁趁热熏洗头面和腋窝部，每次3分钟，熏至能使全身微汗更佳。每日1剂，每日熏3次。

功效主治 辛温发汗，散寒解表。适用于小儿着凉感冒。

（六）芦薄茶

组　成	薄荷3克，芦根30克，板蓝根15克，甘草6克，绿茶3克。
制法用法	将上述材料共为粗末，和匀，备用。每次用15克，放入茶杯中，用沸水冲泡，加盖闷5分钟，代茶饮用。每日1次，可冲泡3次。
功效主治	辛凉解表，清热解表。适用于小儿风热感冒。

（七）竹叶杏仁茶

组　成	淡竹叶10克，薄荷3克，杏仁9克，连翘9克，菊花6克，绿茶3克。
制法用法	将上述材料共研为粗末，放入保温杯中，用沸水冲泡，加盖闷5～10分钟，代茶饮用。每日1剂。
功效主治	辛凉解表，清热止咳。适用于小儿风热感冒。

注意事项

（1）小儿患感冒后，会使呼吸道黏膜的抵抗力降低，容易并发细菌性感染，最常见的并发症是小儿肺炎，患儿多有高烧持续不退，咳嗽症状加重，很快出现青紫及呼吸困难症状，应引起家长的注意。另外，患有其他疾病的小儿，如再得感冒，可加重病情。

（2）小儿高烧不退时，对于激素应慎重使用，因为激素可以使感染扩散，使病情加重。可采用物理降温法或解热镇痛药物来降温。

（3）小儿流鼻涕较多时，应用软毛巾或纱布轻轻擦拭，有较硬的鼻痂不得用手指抠，要用棉签涂上红霉素软膏，等到鼻痂软化以后，用棉签轻轻蘸出。这样可防止感染。

（4）室内要时常通风，空气新鲜。孩子的被子不要太厚，孩子用过的器具要时常清洗消毒。大人与孩子之间应有一定的隔离措施，防止感冒在家庭中传染。

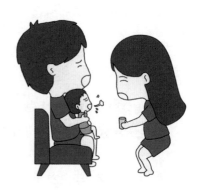

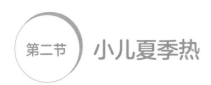

第二节　小儿夏季热

夏季热是以入夏长期发热、口渴多饮、多尿、汗闭为特征的婴幼儿时期常见的病症。本病具有严格的季节性，多于夏季发病，因此名夏季热，主要发生于中国南方，3岁以下小儿多见。发病时间多集中在6～8月这三个月，与气候有密切关系，气温愈高，发病尤多，秋凉后，病症大多能自行消退。部分患儿可连续数年发病，随着年龄增大，其发病症状可逐年减轻，病程较短。

临床表现

发热持续不退，热势多在午后升高，稽留不退，气温愈高，发热也愈高，口渴引饮，头额较热，皮肤干燥灼热，无汗或少汗，小便频数而清长，精神烦躁，口唇干燥，舌质红苔薄黄，脉浮。

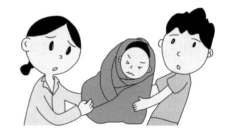

茶疗法

（一）三叶茶

组　　成　丝瓜叶5克，苦瓜叶5克，鲜荷叶5克。

制法用法　将上述材料置于茶壶中，先用清水漂洗一次，再倒入清水900毫升，武火煮沸后，转为文火煎煮5～10分钟即可，将茶汤倒入干净容器内备饮。代茶频饮，不必饮尽，根据小儿胃口而定。3天为一个疗程。

功效主治　清热解暑生津。适用于暑伤夏季热。

（二）参梅甘草茶

组　成　太子参15克，乌梅15克，甘草6克，白砂糖适量。

制法用法　将前3味药加水煎3次，将3次煎液混合，兑入白糖，代茶饮用。每日1剂。

功效主治　益气，生津，止渴。适用于夏季伤暑、口渴汗多、全身乏力等。

（三）西瓜汁茶

组　成　西瓜肉适量。

制法用法　将西瓜肉捣烂，用榨汁机榨汁，代茶饮用。每日1～2剂。

功效主治　清热解毒，除烦止渴，利尿。适用于暑伤肺胃型小儿夏季热。

（四）四叶茶

组　成　丝瓜叶2片，南瓜叶4片，苦瓜叶4片，荷叶1/4张，冰糖适量。

制法用法　将上述材料加水煎2次，将2次煎液混匀，兑入冰糖令溶，代茶饮用。每日1剂。

功效主治　清暑益气，生津止渴。适用于小儿夏季热。

（五）糯稻根茶

组　成　糯稻根30克，芦根30克。

制法用法　将上述材料洗净，切碎，放入茶杯中，用沸水冲泡，加盖闷15分钟。代茶饮用。每日1剂。

功效主治　养阴清热，生津止渴。适用于小儿夏季热。

（六）二叶绿豆茶

组　成　鲜荷叶1大张，鲜竹叶20片，绿豆20克。

制法用法　将上述前2味洗净，撕碎，加水1500毫升煎至1000毫升，滤取煎汁，放绿豆煮至绿豆开花即成。代茶饮用。每日1剂，早、晚各1次。

功效主治　祛暑清热，和中养胃。适用于小儿夏季热、发热口渴、食欲不佳者。

（七）苏梅葛根茶

组　成　紫苏15克，乌梅肉30克，葛根3克，薄荷15克，冰糖适量。

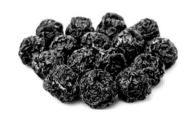

制法用法 将前4味药加水500毫升煎至250毫升，取汁，再加入500毫升水煎至250毫升，合并2次煎液，兑入冰糖，拌匀令溶，代茶饮用。每日1剂。

功效主治 清热解暑，生津止渴。适用于夏季外感暑热、头目眩晕、口渴咽干。

（八）麦冬乌梅茶

组　　成 麦冬（去心）30克，乌梅（去核）30克。

制法用法 将上述材料加水煎沸10分钟，取汁，代茶饮用。每日1剂。

功效主治 清热解暑，养胃生津。适用于小儿夏季热。

（九）四味茶

组　　成 藿香10克，佩兰叶10克，鲜竹叶10克，薏苡仁10克。

制法用法 将薏苡仁捣碎，其余药物切碎，煎汤取汁，代茶频饮。

功效主治 芳香化浊，祛暑利湿。适用于小儿夏季热，见发热口渴、少汗多尿、心烦纳少、舌红苔白腻等属暑热夹湿表现者。

（十）三鲜茶

组　　成 鲜藿香30克，鲜荷叶50克，鲜芦根100克。

制法用法 将上述材料洗净，切碎，加水煎2次，煎液混匀，代茶饮用。每日1剂。

功效主治 芳香化浊，清凉解暑。适用于小儿夏季发热长期不退、苔腻口渴、不思饮食等。

（十一）桑蜜茶

组　　成 桑叶若干，生蜜若干。

制法用法 逐片敷上生蜜，将线系叶蒂，阴干，细切，煎汁代茶饮。

功效主治 清解肺热。适用于小儿夏季热，口渴较甚。

注意事项

注意避暑降温，保持居住环境通风凉爽；饮食需以清淡滋润、富有营养食物为主，多饮水，保持大便通畅；确保充足的睡眠；多参加户外运动，增强体质。

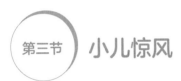

第三节 小儿惊风

小儿惊风是儿科常见的急危重症之一，好发于1~5岁儿童，尤其以婴幼儿多见。

临床表现

（1）突然发病，出现高热、神昏、惊厥、喉间痰鸣、两眼上翻、凝视，或斜视，可持续几秒甚至数分钟。严重者可反复发作甚至呈持续状态而危及生命。

（2）可有接触传染患者或饮食不洁的病史。

（3）中枢神经系统感染患儿，脑脊液检查具有异常改变，神经系统检查出现病理性反射。

（4）必要时可作大便常规及大便细菌培养、血培养、摄胸片、脑脊液等相关检查。

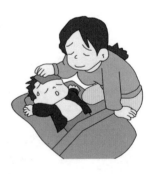

茶疗法

（一）银翘钩藤茶

组 成 金银花10克，连翘10克，钩藤10克，蝉蜕5克，薄荷3克。

制法用法　将上述材料共研为粗末，放入茶杯中，倒入沸水，加盖闷5～10分钟，代茶饮用。每日1剂。

功效主治　疏风清热，熄风止痉。适用于小儿急惊风，或由外感发热导致的高热惊厥。

（二）桑菊天麻茶

组　　成　桑叶9克，菊花9克，天麻9克，僵蚕6克，全蝎6克，石菖蒲6克。

制法用法　将上述材料共研为粗末，放入保温杯中，用沸水冲泡，加盖闷15分钟，或煎汤取汁，代茶饮用。每日1剂。

功效主治　祛风清热，熄风止痉。适用于小儿急惊风。

（三）慢惊茶

组　　成　钩藤9克，川芎9克，法半夏6克，僵蚕6克，蝉蜕3克，竹茹3克，陈皮3克，甘草3克。

制法用法　将上述材料共研为粗末，放入保温杯中，用沸水冲泡，加盖闷20～30分钟，或煎汤，取汁，代茶饮用。每日1剂。

功效主治　燥湿化痰，平肝活血，熄风止痉。适用于慢惊风。

（四）止痉茶

组　　成　天竺黄6克，蝉蜕9克，干地龙5克。

制法用法　将上述材料共研为粗末，放入茶杯中，冲入沸水，加盖闷15分钟，代茶饮用。每日1剂。

功效主治　清热化痰，熄风止痉。适用于慢惊风。

（五）葱须苦丁茶

组　　成　苦丁茶10克，葱须2根。

制法用法　上述材料加水煎沸5分钟，取汁，代茶饮用。每日1剂。

功效主治　清热熄风。适用于小儿高热惊厥。

（六）蚯蚓茶

组　　成　大蚯蚓5条（采芭蕉根下的，细蚯蚓加倍）。

> **制法用法** 将蚯蚓洗净擂绒，用开水趁滚冲泡，加盖闷10分钟，使纱布将渣滤去，取汁代茶1次顿饮。每日1剂。
>
> **功效主治** 清热熄风。适用于小儿惊风及口渴、高热不退。

注意事项

（1）平素加强体育锻炼，提高抗病能力。

（2）避免时邪感染。注意饮食卫生，不吃腐败和变质食物。

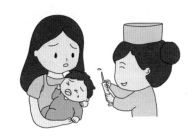

（3）按时预防接种，以免跌仆惊骇。

（4）有高热惊厥史患儿，在外感发热初起时，应及时降温，服用止痉药物。

 第四节 小儿食积

食积是指以不思乳食、腹胀嗳腐、大便酸臭或便秘为特征的小儿常见脾胃病证。本病一年四季都能发生，夏秋季节的发病率较高。各年龄的小儿都能发病，以婴幼儿多见，常与感冒、泄泻、疳积合并出现。先天不足、脾胃虚弱以及人工喂养的婴幼儿容易反复发病。

临床表现

（1）乳滞食积 食欲不振或拒食，腹胀腹痛，嗳腐恶心，呕吐酸馊乳食，烦躁哭闹，睡眠不安，大便秽臭，舌红苔腻。

（2）脾虚食积 疲倦乏力，面色萎黄，形体消瘦，夜寐不安，不思乳食，食则饱

胀，呕吐酸馊乳食，大便稀烂、夹有乳凝块或是食品残
渣，舌淡红苔白腻，脉沉细滑。

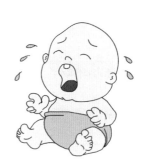

茶疗法

（一）三鲜消食茶

组　　成　鲜山楂6克，鲜白萝卜5克，鲜橘皮3克，冰糖适量。

制法用法　将"三鲜"洗净捣碎，置入茶壶，兑入冰糖，再倒入800毫升沸水，加盖闷泡10分钟左右即可。代茶频饮，不必饮尽，根据小儿胃口而定。3天为一个疗程。

功效主治　消乳消食、化积导滞。适用于乳滞食积。

（二）健脾消积茶

组　　成　党参5克，白术5克，炒谷芽3克，炒麦芽3克。

制法用法　将上述材料置于茶壶中，先用清水漂洗一次，然后加入清水800毫升，武火煮沸后，转为文火煎煮5～10分钟即可，将茶汤倒入干净容器内备饮。代茶频饮，不必饮尽，根据小儿胃口而定。5天为一个疗程。

功效主治　健脾开胃、消食化积。适用于脾虚食积。

（三）山楂麦芽茶

组　　成　山楂10克，炒麦芽10克。

制法用法　将上述材料共研为粗末，放入保温杯中，以沸水冲泡，加盖闷15～20分钟，代茶饮用。每日1～2剂。

功效主治　健胃、消食。适用于肠胃虚弱，食积不化。

（四）甘露茶

组　　成　橘皮250克，乌药50克，炒山楂50克，姜炙川朴50克，麸炒枳壳50克，炒谷芽60克，麸炒大神曲90克，茶叶200克。

制法用法　橘皮用盐水浸润炒干，与其他材料共研成粉末，和匀，过筛，分装3~9克为1包，备用。每次取1包，置于茶杯中，加生姜1片，以沸水冲泡，代茶饮用。每日1~2包。

功效主治　理气开胃，消食化滞。适用于脘腹胀闷、消化不良，水土不服等症。

（五）消食茶

组　　成　茶叶6克，山楂15克，神曲15克，麦芽15克（小儿酌减）。

制法用法　将上述材料共研为粗末，放入茶杯中，用沸水冲泡，或煎汤取汁，代茶饮用。每日1剂。

功效主治　消食化滞。适用于小儿食积。

（六）健胃茶

组　　成　陈醋2毫升，茶叶3克。

制法用法　将茶叶放入茶杯中，以沸水冲泡，加盖闷5分钟，兑入陈醋，搅匀，代茶饭前饮用。每日1剂。

功效主治　开胃消食，养肝益肾，清利头目。适用于食欲缺乏，盗汗及强心健体等。

（七）消积茶

组　　成　山楂15克，莱菔子10克，大黄2克（小儿酌减）。

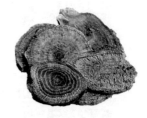

制法用法　将上述材料共研为粗末，放入保温杯中，用沸水冲泡，加盖闷15~20分钟，代茶饮用。每日1剂。

功效主治　消食化积。适用于食积不消、食欲缺乏。

（八）健脾茶

组 成 橘皮10克，荷叶15克，炒山楂3克，生麦芽15克。

制法用法 将橘皮、荷叶切丝，山楂研碎，与麦芽一起放入茶杯中，用沸水冲泡，或上述材料加水500毫升，煎煮30分钟，取汁调入适量白糖，代茶饮用。每日1剂。

功效主治 健脾导滞，升清化浊。适用于对脾失健运，湿浊内蕴，食滞不化而引起的厌食脘胀、倒饱嘈杂等，特别是小儿消化不良的"疳积"，是理想的茶疗佳品。

（九）柑皮消食茶

组 成 柑皮3克，茶叶2克。

制法用法 将柑皮洗净，切碎，与茶叶一起放入茶杯中，用开水冲泡，代茶饭后饮用。每日1剂。

功效主治 消食健胃，化痰镇咳。适用于消化不良。

（十）山楂茶

组 成 山楂500克，麦芽500克，红梅叶150克，布渣叶150克。

制法用法 将上述材料共研为粗末，和匀，分装，每包20克，备用。每次用1包（小儿减半），置入茶杯中用开水冲泡，代茶饮用。每日1~2包。

功效主治 开胃消食，生津止渴。适用于消化不良、高血压等症。

注意事项

喂食进食应定时定量，应以少量多餐为宜，并养成定时定量进食的良好习惯；多食用清润易消化之品，多食新鲜蔬菜、水果，控制零食；应在安静轻松的环境下进食；让小儿多参加户外活动，对促进食物消化吸收有帮助。

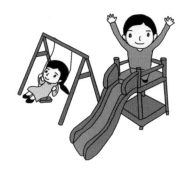

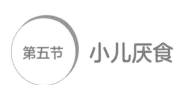

第五节 小儿厌食

小儿厌食，属中医学"纳呆""恶食"范畴。是指因为消化功能障碍引起的一种慢性疾病。通常多见于学龄前儿童，成年人亦有之。

临床表现

食欲减退或缺乏，不思饮食；或食之无味且见食不贪，甚则拒食；或饮食停滞，脘腹胀满；或伴有面色少华，形体消瘦；或伴呕吐、泄泻。长期厌食可影响小儿营养状况。

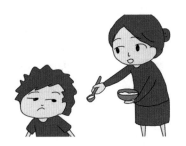

茶疗法

（一）参术干姜茶

组　成　党参3克，白术4.5克，干姜3克，炙甘草4.5克，红茶1.5克。

制法用法　水煎服。每日1剂，每日服3次。或共同研为粗末，放入保温杯中，以沸水冲泡，加盖闷30分钟，代茶饮用。

功效主治　培补元气，健脾消食。适用于先天不足、元气虚弱型小儿厌食。

（二）党参山药茶

组　成　党参5克，山药5克，生姜5克，蜂蜜10克。

制法用法　将前2味共研为粗末，生姜切碎，3味一起放入保温杯中，倒入沸水，加盖闷30分钟，加入蜂蜜，代茶饮用。每日1剂。

功效主治　健脾益胃。适用于脾胃虚弱型小儿厌食。

（三）莱菔神曲茶

组　　成　炒莱菔子10克，麦芽10克，神曲15克，红茶1.5克。

制法用法　将上述材料共研为粗末，放入保温杯中，以沸水冲泡，加盖闷10~20分钟，代茶饮用。每日1剂。

功效主治　理气和胃，助运消食。适用于脾失健运型小儿厌食。

（四）扁豆花茶

组　　成　扁豆花10~15克，白糖适量。

制法用法　将上述材料放入茶杯中，倒入沸水，加盖闷20分钟兑入白糖，代茶饮用。每日1剂。

功效主治　健脾和胃，消食化湿。适用于脾失健运型小儿厌食。

（五）桂姜山楂茶

组　　成　干姜2克，肉桂1克，炒白术6克，焦山楂10克，炒苍术5克，炒枳实5克，陈皮5克（3岁以下剂量减半）。

制法用法　将上述材料共研为粗末，放入保温杯中，用沸水冲泡，加盖闷30分钟，代茶饮用。每日1剂。

功效主治　健脾燥湿，行气导滞，消食开胃。适用于中运失健型小儿厌食。

（六）胡萝卜茶

组　　成　胡萝卜250克，红糖30克。

制法用法　水煎服。每日1剂。或是将胡萝卜取汁调入红糖代茶饮用。每日1剂。

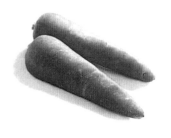

功效主治　行气消胀，和胃消食。适用于小儿厌食、腹胀、食积不化、吐泻不止、哭闹不宁。

（七）莱菔子橘子皮扁豆茶

组　　成　莱菔子10克，橘子皮7克，扁豆20克。

制法用法　将扁豆放锅内炒黄，打碎，再与莱菔子、橘子皮混合，加入适量水，共煮取浓汁。每日1剂，分1~2次饮完，连服5~7天。2岁以下小儿酌减。

功效主治 调脾助运。适用于小儿厌食症。

（八）谷芽麦芽焦锅巴茶

组　　成 谷芽30克，麦芽24克，焦锅巴50克。

制法用法 上述3味混合共放锅内，加适量水煮取浓汁。每日1剂，分1~2次饮完，连服3~5天。1岁以下小儿酌减。

功效主治 调脾助运。适用于小儿厌食症。

注意事项

（1）规律饮食　少吃零食，少饮高热量饮料，定时进食。

（2）创造一个安静愉快的进食环境　用膳应有固定的地方，有适合孩子的餐具、桌椅，让小儿自己坐着吃饭；大人不要谈论与就餐无关的事，更不得让孩子东跑西跑，边吃边玩，分散了吃饭的注意力；父母禁止在孩子吃饭时训斥孩子。有事尽可能放到饭后处理，如果非要解决不可，也一定要和蔼耐心，切忌粗暴简单而破坏良好气氛。

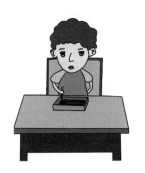

（3）适应新环境、养成新习惯　当孩子突然改变环境及生活习惯时，家长应帮助其逐步适应新的环境和新的生活习惯。

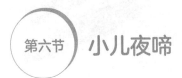
第六节　小儿夜啼

小儿夜啼是指小儿白天如常，入夜则时常啼哭不眠。患此症后，持续时间少则数日，多则经月。

临床表现

婴儿在夜间啼哭不止，白天正常；或阵阵啼哭；或通宵达旦，哭后可以入睡；或伴见面赤唇红；或阵发腹痛；或腹胀呕吐；或时惊啼，声音嘶哑等。通常持续时间少则数日，多则经月，过则自止。

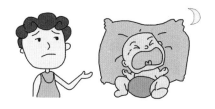

茶疗法

（一）清心茶

组　成　灯心草1握，连翘6克。

制法用法　上述材料加水煎2次，取汁混匀，代茶饮用。每日1剂，早、晚分服。

功效主治　清心安神。适用于小儿夜间烦躁不安。

（二）麦冬茶

组　成　麦冬8克，灯心草1.5克，朱砂0.5克。

制法用法　将上述材料放入碗内，加沸水30～50毫升浸泡，等到煮饭时，置于锅内蒸（或隔水炖），代茶饮用。每日1剂。于中午和晚睡前分服。

功效主治　养阴清热安神。适用于小儿夜啼。

（三）钩藤茶

组　成　钩藤3克，薄荷3克，蝉蜕1克。

制法用法　将上述材料共研为粗末，放入茶杯中，倒入沸水，加盖闷15分钟，代茶饮用。每日1剂，连服2～3天。

功效主治　镇静止啼。适用于小儿夜啼。

（四）竹叶灯心茶

组　成　绿茶1克，竹叶3克，灯心草1小撮，蝉蜕2克。

制法用法　将上述材料加水1碗煎至半碗，每日下午，代茶饮用。每日1剂。

功效主治 清心除烦，安神止啼。适用于小儿夜啼、烦躁不安者。

（五）小麦大枣茶

组　　成 淮小麦15克，大枣6克，炙甘草3克，蝉蜕3克。

制法用法 上述材料加水煎汤，取汁，可兑入适量葡萄糖，代茶饮用。每日1剂。

功效主治 清心热，健脾胃。适用于小儿夜啼。

（六）莲心茶（二）

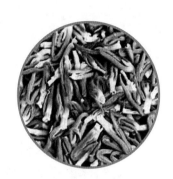

组　　成 莲子心2克，生甘草3克。

制法用法 将甘草研为粗末，与莲子心一起放入茶杯中，用开水冲泡，加盖闷10分钟，代茶饮用。每日1剂。

功效主治 清心除烦。适用于心火炽盛型小儿夜啼。

（七）夜啼茶

组　　成 钩藤4克，薄荷4克，炒枣仁4克，蝉蜕2克，绿茶1克。

制法用法 将上述材料共研为粗末，放入茶杯中，冲入沸水，加盖闷5～10分钟，代茶饮用。每日1剂。

功效主治 清热祛风，平肝安神。适用于小儿夜啼。

（八）安神茶

组　　成 淡竹叶3克，黄连3克，炒枣仁3克，生甘草1克，绿茶1克。

制法用法 将上述材料共研为粗末，放入茶杯中，冲入沸水，加盖闷10分钟，代茶饮用。每日1剂。

功效主治 清心安神。适用于心热型小儿夜啼。

（九）苏连茶

组　　成 紫苏叶3克，黄连1克。

制法用法 两药共置保暖杯中，用适量沸水冲泡，闷20分钟左右。频频代茶，不拘次数，少量温服。

功效主治 清热除烦，行气和胃。适用于心经积热或宿食痰火，内扰心神而致的小儿夜啼。

（十）绿豆衣淡竹叶茶

组　成　绿豆衣20克，淡竹叶12克，冰糖15克。

制法用法　将绿豆衣、淡竹叶共置锅内，加入适量水，熬浓去渣取汁，入冰糖调化。2岁以下患儿每日1剂，3岁以上者每日2剂，分2次服完，连服3~5天。

功效主治　清心泻热。适用于心经积热型小儿夜啼。

（十一）当归茯神钩藤茶

组　成　当归5克，茯神7.5克，钩藤5克，珍珠母7.5克，远志5克，紫贝齿7.5克，蝉蜕5克，丹参6克。

制法用法　上述8味加水煎服。

功效主治　镇惊安神。适用于暴受惊恐的小儿夜啼。

注意事项

（1）要注意防寒保暖，但也不要衣被过暖。

（2）孕妇及乳母不能过食寒凉及辛辣热性食物，勿受惊吓。

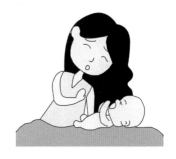

（3）不可将婴儿抱在怀中睡眠，不能通宵开启灯具，养成良好的睡眠习惯。

（4）注意保持周围环境安静祥和，检查衣服被褥有无异物刺伤皮肤。

（5）婴儿无故啼哭不止，应注意寻找原因，如饥饿、过饱、闷热、寒冷、虫咬、尿布浸渍、衣被刺激等，去除引起啼哭的原因。

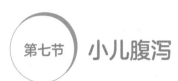

第七节 小儿腹泻

小儿腹泻，属中医学"泄泻"范畴。现代医学称为急性肠炎。是小儿常见多发病，尤以婴幼儿居多。

临床表现

大便次数增多（每日3次以上），粪便稀薄或水样便，或挟有不消化食物。通常兼有腹痛、腹胀。

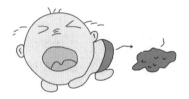

茶疗法

（一）柚壳姜片茶

组　　成 细茶叶10克，老柚壳9克，生姜2小片。

制法用法 将茶叶、老柚壳研成粗末，加入生姜，加水煎沸，盖闷10分钟，代茶饮用。或先将细茶叶、老柚壳同研成细末，然后将生姜煎汤，候温送服。每日1剂，上、下午各服1次。小儿酌减。

功效主治 温中，理气，止泻。适用于婴幼儿腹泻。

（二）姜茶方

组　　成 绿茶3克，干姜丝3克。

制法用法 将上述材料放入茶杯中，用沸水冲泡，加盖闷10分钟，代茶饮用。每日1剂，可冲泡2或3次。

功效主治 温中散寒，消炎止泻。适用于小儿腹泻。

（三）姜陈茶

组　成　　生姜10克，陈茶叶10克。

制法用法　将生姜捣烂，与陈茶叶一同加水煎汤，取汁，代茶饮用。每日1剂。

功效主治　散寒止泻。适用于婴幼儿腹泻。

（四）米醋茶

组　成　　米醋少许（约2毫升），茶叶15克。

制法用法　将茶叶加水煎为浓茶，加入适量米醋调匀，代茶饮用。每日1剂，
1次或分次服完。暂禁食。

功效主治　健脾，收敛，解毒，利湿。适用于单纯性腹泻。

（五）车前红茶

组　成　　炒车前子9克，炒薏苡仁9克，红茶0.5～
1克。

制法用法　上3味药共研细末，用白开水调服或以
沸水冲泡15分钟，代茶饮用；或上3
味药加水一汤碗煎为半碗汁，去渣滤
汁，加入适量葡萄糖或白糖作调味，代
茶饮用。每日1剂。

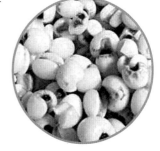

功效主治　健脾利湿止泻。适用于小儿泄泻、水泻。

（六）石榴叶茶

组　成　　番石榴叶15克，绿茶1.5克。

制法用法　将上述材料放入茶杯中，以沸水冲泡，加盖闷15分钟，代茶饮用。
每日1剂。

功效主治　收敛，健胃，止泻。适用于小儿腹泻。

（七）芩芍乌梅茶

组　成　　黄芩10克，白芍5克，乌梅5克，绿茶1.5克。

制法用法　将上述材料共研为粗末，放入保温杯中，用沸水冲泡，加盖闷20分

钟，代茶饮用。每日1剂。

功效主治 清热燥湿，养阴敛肠。适用于小儿腹泻、便稀发臭、肛门发红。

（八）丁香肉桂木香茶

组　成 丁香5~10克，肉桂4~6克，木香5~10克。

制法用法 上述3味研细末置纱布袋内，用绷带缚小儿脐上一夜，通常1~3次即可见效。

功效主治 补脾温肾。适用于小儿脾肾阳虚久泻不止。

注意事项

（1）按医嘱调整饮食，不能随意增加或改换食物；口服补液盐（ORS液）者争取家属密切配合治疗。

（2）保持臀部清洁干燥，便后宜用温水清洗并涂以油剂，严防臀红；如已经发生臀红，可涂10%鞣酸软膏；皲裂或糜烂者需用暴露疗法，必要时可涂以消毒的植物油类后再用灯烤，使之干燥；灯烤时应避免烫伤。

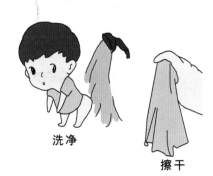

洗净　　擦干

第八节　小儿便秘

小儿便秘是由于排便规律改变所致，指排便次数显著减少、大便干燥、坚硬，秘结不通，排便时间间隔较久（＞2天），无规律，或虽然有便意而排不出大便。小儿便秘可以分为功能性便秘和器质性便秘两大类。

临床表现

（1）排便异常　排便次数减少、排便困难、污便等，大部分便秘患儿可表现为排便次数减少。因为排便次数少，粪便在肠内停留时间长，水分被吸收后变得干硬，排出困难，合并肛裂患儿可有血便。污便是指不故意弄脏内裤，见于严重便秘儿童因为大便在局部嵌塞，可在干粪的周围不自觉地流出肠分泌液，类似于大便失禁。

（2）腹胀、腹痛　便秘患儿还经常出现腹痛、腹胀、食欲不振、呕吐等胃肠道症状。腹痛多位于左下腹和脐周，热敷或排便后可缓解。腹胀患儿可并发食欲不振，周身不适，排便或排气后可缓解。

茶疗法

（一）胖大海茶

组　　成　胖大海5枚。

制法用法　将上述材料放入茶杯中，用开水冲泡15分钟后，代茶频饮。每日1剂。

功效主治　润燥通便。适用于小儿便秘。

（二）银菊茶（一）

组　　成　金银花、菊花各18克，甘草8克，绿茶3克。

制法用法　上述材料水煎2次，取汁代茶饮用。2岁以下者饮100～200毫升，2岁以上者饮300毫升，每日1剂。

功效主治　清热解毒，通利腑气。适用于小儿便秘。

（三）甘草茶

组　　成　生甘草2～3克。

制法用法　将生甘草放入茶杯中，倒入沸水20～30毫升，代茶饮用。每日1剂。

功效主治　清热解毒通便。适用于婴幼儿便秘。

（四）黄豆皮茶

组　　成 黄豆皮200克。

制法用法 将黄豆皮水煎后分2次服，每日1剂，连服数剂。

功效主治 理气通便。适用于小儿便秘。

注意事项

预防便秘饮食的调理非常重要，小一些的宝宝可以让其多喝水，喝些果汁、蔬菜汁等，大一些的小儿可以多吃蔬菜水果和粗粮。要培养宝宝良好的生活习惯，适当增加宝宝的运动。

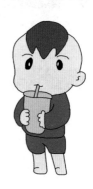

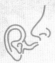

第五章

五官科病症茶疗法

- 结膜炎
- 睑腺炎
- 夜盲症
- 泪囊炎
- 鼻炎
- 鼻出血

- 耳鸣、耳聋
- 咽喉炎
- 牙痛
- 口疮
- 口臭

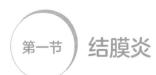

第一节 结膜炎

结膜炎，通常分为流行性出血性结膜炎、急性卡他性结膜炎、慢性结膜炎以及疱性结膜炎，属中医学的"天行赤热（眼）""暴发火眼"和"目赤""金疳"等病范畴，是一种常见外眼病，一般具有传染性。

临床表现

白睛忽然红赤、疼痛、畏光、流泪，大多为流行性出血性结膜炎。急性卡他性结膜炎，可见白睛突然红赤，流泪刺痒，畏光涩痛，甚则白睛肿胀，眼睑水肿，眼痛剧烈。慢性结膜炎，大多自觉眼痒，刺痛而有异物感，干燥多瞬，眼易疲劳，常夜间加剧。疱性结膜炎，初起仅有异物感，畏光流泪，微痛。

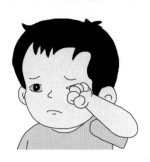

茶疗法

（一）清肝明目茶

组　成　决明子（炒黄）20克，野菊花10克，木贼草9克，蔓荆子6克。

制法用法　将上述材料放入保温杯中，用沸水冲泡，加盖闷15分钟后，代茶饮用。每日1剂。

功效主治　清肝明目，疏风解毒。适用于急性结膜炎（红眼病）所致目赤肿痛、羞明多泪。

（二）菊花公英茶

组　成　绿茶1.5克，蒲公英25克，菊花15克，甘草3克，蜂蜜15克。

| 制法用法 | 将前4味药放入茶壶中，以沸水冲泡，加盖闷15分钟，调入蜂蜜，或煎汤，取汁，代茶饮用。每日1剂。 |
| 功效主治 | 清热疏风，解毒明目。适用于急性结膜炎。 |

（三）菊花龙井茶

组　　成	菊花10克，龙井茶3克。
制法用法	将上述材料放入保温杯中，用沸水冲泡，加盖闷5~10分钟，代茶饮用。每日1剂。
功效主治	疏散风热，清肝明目。适用于急性结膜炎、流行性角膜结膜炎。

（四）黄连茶

组　　成	春茶叶20克，黄连末5克。
制法用法	上述材料用水200毫升，煮沸10分钟，用消毒纱布过滤后取汁倒入消毒玻璃瓶中，沉淀后，取澄清液装入滴管瓶或注射器内备用。每次滴眼2滴，每日4次，连用3天。用来预防时，每只眼点1滴，每日2次，连用3天。
功效主治	消炎明目。适用于急性结膜炎。

（五）连花茶

组　　成	黄连（酒炒）30克，天花粉30克，菊花30克，川芎30克，薄荷叶30克，连翘30克，黄柏（酒炒）180克，茶叶360克。
制法用法	将上述材料共研为粗末和匀，备用。每次用6克放入茶杯内倒入沸水，加盖闷10分钟，代茶饮用。每日3次。
功效主治	清热泻火，祛风燥湿，消肿明目。适用于心火亢盛型急性结膜炎。

（六）决明子茶

组　　成	决明子（炒）30克，茶叶6克。
制法用法	将决明子研为细末，备用。以茶叶加水煎汁，调入决明子末，外涂敷于太阳穴（双侧）。等到药干再涂敷，每日数次。
功效主治	泄热降火，清热明目，消肿止痛。适用于急性结膜炎。

（七）苦瓜茶

组　成　鲜苦瓜500克，绿茶50克。

制法用法　将苦瓜洗净横剖开去瓤，切为细条。在通风处阴干后，切碎用温火炒5分钟，加入绿茶，共研为粗末，和匀，备用。每次取6克放入茶杯中，以沸水冲泡，加盖闷5～10分钟，代茶饮用。每日1或2次。

功效主治　清热祛风，解毒消肿。适用于急性结膜炎。

（八）桑菊茶（二）

组　成　绿豆30克，杭菊花12克，冬桑叶12克，绿茶3克，白糖15克。

制法用法　将绿豆用文火炒熟，捣碎，与后4味一起放入保温杯中，用沸水冲泡，加盖闷30分钟，代茶饮用。每日1剂。

功效主治　疏风清热，消肿解毒。适用于风热或热毒型急性结膜炎。

（九）决明双花茶

组　成　决明子30克，金银花30克，绿茶叶5克。

制法用法　将上述材料放入保温杯中，用沸水冲泡，加盖闷15分钟。或煎汤取汁，代茶饮用。每日1剂。

功效主治　清热明目。适用于急性结膜炎，兼治伤暑闷热。

（十）黄芩茶

组　成　黄芩15克。

制法用法　将黄芩洗净，制成粗末，沸水冲沸。代茶饮。

功效主治　清热明目泻火。适用于上焦肺火盛或郁热导致的急性结膜炎。

（十一）蒙蕤决明茶

组　成　密蒙花30克，羌活30克，白蒺藜（炒）30克，木贼30克，石决明30克，甘菊90克，茶叶适量。

制法用法　上述前6味研细末，混匀，每服取6克，与茶叶一起用沸水冲泡。代茶饮，每日2~3次。

功效主治　祛风清热，平肝降逆，明目。适用于风热攻注、两眼昏暗、眵泪羞明及暴赤肿翳等。

（十二）桑银茶

组　成　经霜桑叶6克，银花6克，车前叶6克。

制法用法　上述材料制成粗末，沸水冲泡代茶饮。

功效主治　清热，解毒，利尿。适用于急性结膜炎。

（十三）决明夏枯茶

组　成　决明子15克，夏枯草9克，茶叶6克。

制法用法　将决明子炒至稍鼓起，略微有香气，放凉、打碎或研碎，与夏枯草（切碎）、茶叶混匀，置入保温杯中，用沸水冲泡，加盖闷15分钟，代茶饮用。每日1剂。

功效主治　清肝明目，通便消肿。适用于急性结膜炎，角膜溃疡，青光眼，大便秘结者。

注意事项

（1）结膜炎的患者不得食葱，韭菜，大蒜，辣椒，羊肉，狗肉等辛辣、热性刺激食物。

（2）不要用公共毛巾及面盆。患者的毛巾、手帕、面盆要单独使用，用后煮沸消毒，以免再传染。

（3）点眼药水瓶口不要触及病眼及分泌物，以免发生交叉感染。

（4）酒酿、荠菜、雪里蕻、带鱼、象皮鱼、黄鱼、鳗鱼、虾、蟹等海腥发物，结膜炎患者不宜食用。

（5）冬瓜、苦瓜、马兰头、枸杞叶、茭白、绿豆、菊花脑、香蕉、西瓜等具清热利湿解毒功效，可用作辅助治疗结膜炎。

（6）平素多注意用眼习惯，可以预防性的滴些伊分子叶黄素明目液，可以有效预防眼部疾病。

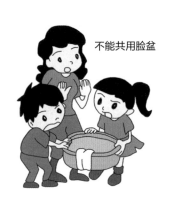
不能共用脸盆

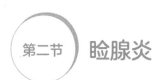

第二节　睑腺炎

睑腺炎（麦粒肿），中医学称"土疳""土疡"，俗称"针眼"。是一种眼睑边缘或眼睑内的急性化脓性炎症。

临床表现

眼睑边缘具有局限性硬结，初起形似麦粒，微痒、微肿，继而红肿热痛。轻者数日内可自行消散，重者经过3~5日后在眼睑缘的毛根或睑内出现黄白色的脓点，自破而愈。如果发生胞内脓点，久不溃破，遗留肿核者，则称胞生痰核，应按痰核处理。

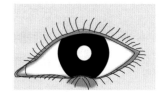

茶疗法

（一）清解茶

组　　成	全蝎3克，大黄1.5克，金银花9克，甘草1克。
制法用法	将上述材料共研细末，和匀，备用。每次用1克放入茶杯中，倒入50~100毫升沸水，盖片刻，代茶顿饮。每日2次，早、晚各服1次。
功效主治	清热解毒。适用于多发性麦粒肿。

（二）山楂苦瓜茶

组　　成	山楂30克，苦瓜2条。
制法用法	将山楂捣碎，放入茶杯中，再调入苦瓜汁（捣烂连渣），倒入沸水，加盖闷30分钟，代茶饮用。每日1剂。
功效主治	清热消肿，活血化瘀，清肝明目。适用于麦粒肿。

（三）银翘白芷茶

组　成　金银花10克，连翘10克，白芷10克，赤芍10克。

制法用法　将上述材料共研为粗末，放入茶杯中，用沸水冲泡，加盖闷15分钟，代茶饮用。每日1剂。

功效主治　清热解毒，祛风止痒。适用于麦粒肿。

（四）决明蚕沙茶

组　成　炒决明子20克，炒蚕沙15克。

制法用法　将两味置保温瓶中，倒入沸水适量，加盖闷15～20分钟后代茶频饮。

功效主治　清热，祛风，胜湿。适用于风湿或湿热内蕴，清阳被遏导致头重头昏，如裹如蒙者；睑眩赤烂（睑缘炎）。

（五）丝瓜藤荸荠茶

组　成　丝瓜藤30克，鲜荸荠30克，茶叶6克。

制法用法　上述3味加水煎汤，去渣取汁。代茶饮，每日2～3次。

功效主治　通经活络，清热明目。适用于麦粒肿。

（六）射干茶

组　成　射干果实3～4枚。

制法用法　上述1味加水煎汤，去渣取汁。代茶饮，每日3～4次，连用3～4天。

功效主治　清热解毒，活血祛瘀。适用于麦粒肿。

（七）蒲菊茶

组　成　蒲公英30克，野菊花15克。

制法用法　将上述材料放入保温杯中，用沸水冲泡，加盖闷15分钟，代茶饮用。每日1剂。

功效主治　清热解毒。适用于麦粒肿。

（八）解毒消肿茶（一）

组　成　蒲公英30克，黄芩15克，薄荷（后入）9克。

> **制法用法** 先将前2味药加水煎沸15分钟，再加入薄荷，煎沸3～5分钟，取汁，代茶饮用。每日1剂。
>
> **功效主治** 清热解毒。适用于麦粒肿。

注意事项

（1）不能用热水袋代替湿热敷，因为热水袋渗透浅，作用弱，仅引起表层的组织充血。做湿热敷时应防止烫伤皮肤，特别是幼儿及老年患者更需注意，可在眼睑上涂薄层凡士林或盖凡士林纱布预防。

（2）脓肿已经形成并出现脓点时，应到医院切开排脓，如脓肿自行穿破；可使用干净棉花轻轻拭去。

（3）睑腺炎严禁挤压或用未消毒的针挑及过早切开。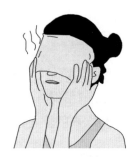
由于眼睑血管丰富，其静脉与眼眶静脉及颜面静脉相通，而且没有静脉瓣来阻止其血液回流，又和颅腔静脉相通，炎症一旦扩散，轻者引起眶蜂窝织炎，重者能造成海绵窦血栓形成败血症，危及生命。

（4）对顽固复发的睑腺炎患者，应到医院检查病因并治疗。

（5）病愈后要继续用药一周左右，避免复发。

第三节 夜盲症

夜盲症称为"雀蒙眼"，是医学术语，指在光线昏暗环境下或夜晚视物不清或完全看不见东西、行动困难的症状。该症状通常都是由于缺乏维生素A。

临床表现

最早的表现是在暗环境下视物不清，定向困难，出现夜盲，如果不仔细检查容易忽略，经数周至数月后，结膜与角膜慢慢失去光泽，稍在空气中暴露，就干燥异常，以贴近角膜两旁的结膜出现变化为最早，干燥而起皱褶，角质上皮逐渐形成大小不一的形似泡沫的白斑，称为结膜干燥斑，又称毕脱氏斑，这时泪腺上皮细胞变性，泪液分泌减少，加上泪腺管被脱落的上皮细胞阻塞，眼泪更少，患儿畏光，感觉眼干不适，眼部疼痛，有轧砂感，经常眨眼，或用手搓揉，易引起继发感染，角膜渐变干燥，混浊，发生白翳而软化，病情进展，角膜可出现溃疡，在数日至数周内发生坏死，穿孔，虹膜外脱及角膜疤痕形成，终至失明，视网膜也有病变，出现眼底干燥，两眼通常同时得病，有时两眼先后发病，单侧发病的仅偶见，眼部症状虽然较大多数病变出现早，但是儿童的眼症状常出现于其他症状后。

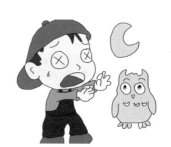

茶疗法

（一）枸杞茶

> **组　成**　枸杞子20克。
>
> **制法用法**　以沸水冲泡，代茶频饮。
>
> **功效主治**　补益肝肾，明目。适用于视力减退，老年性目昏不明，夜盲等。

（二）枸杞白菊茶

> **组　成**　红茶1克，枸杞子10克，白菊花10克，食盐10克。
>
> **制法用法**　先将盐炒热，再加入枸杞子炒至发胀即可筛去盐，取枸杞子备用。将枸杞子、白菊花、红茶用开水冲泡，即可饮用。
>
> **功效主治**　养肝明目，疏风清热。适用于视力衰退，目眩，夜盲。

（三）杞菊明目茶

> **组　成**　枸杞15克，菊花8克。

制法用法 上述材料用开水冲泡3分钟，随意代茶频饮。

功效主治 滋补肝肾，益精明目，散风清热，平肝明目。适用于头昏眼花，迎风流泪，夜盲。

（四）绿茶谷精草汤

组　　成 绿茶1克，谷精草5～15克，蜂蜜25克。

制法用法 前两味煎汤去渣，加入蜂蜜25克后饮服。

功效主治 疏散风热，明目退翳。适用于肝经风热，目赤肿痛，目生翳障，风热头痛，夜盲等。

注意事项

（1）预防夜盲症，可以多吃一些维生素A含量丰富的食品，如鸡蛋、动物肝脏等。

（2）首先要科学安排营养，尤其对婴儿和发育时期的青少年，应提倡食品多样化，除主食外，副食方面应包括鱼、肉、蛋、豆类、乳品和动物内脏以及新鲜蔬菜。

（3）对于病情严重的患者，夜间需安静卧床。

（4）补充维生素A营养素或胡萝卜素提取物。β–胡萝卜素可转成维生素A，且没有副作用。

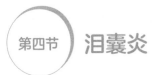

第四节　泪囊炎

泪囊炎，又称为"流泪症"，属中医学"眦漏"和"漏睛"范畴。是一种较常见的一种眼病，农村居民比城市居民为多。

临床表现

羞明，流泪，本病可分为急性和慢性，急性泪囊炎，多见内眦睛明穴下方红肿硬痛，常伴有头痛、口干、便燥以及发热恶寒等全身症状；慢性泪囊炎是以脓液与黏浊泪水混合，内眦角渗出为主症（单眼较多），眼不红不肿，时常流泪。

茶疗法

（一）绿茶密蒙花汤

组　　成 绿茶1.5克，密蒙花3～5克，蜜糖25克。

制法用法 绿茶、密蒙花煎汤去渣，加入蜜糖再煮沸后饮服。

功效主治 益肝明目，散风除热，消炎退翳。适用于目赤肿痛，多泪畏光等。

（二）三子治眼茶

组　　成 枸杞子10克，地肤子10克，女贞子10克。

制法用法 上述材料加水煎煮，取汁代茶频饮。

功效主治 祛风明目。适用于迎风流泪。

（三）银耳冰糖茶

组　　成 银耳30克，清茶6克，冰糖60克。

制法用法 将上述材料放入锅中加水煎汤。吃银耳喝汤。

功效主治 疏风清热。适用于初起目赤，痛痒交替，流泪作痛，怕热等。

（四）板蓝根茶（二）

组　　成 板蓝根20克，夏枯草20克，金银花20克。

制法用法 将上述材料捣碎，放入保温杯中，用沸水冲泡，加盖闷30分钟，或煎汤取汁，代茶饮用。每日1剂。

功效主治 清热解毒，消肿散结。适用于急性泪囊炎。

（五）桑叶茶

组　　成	桑叶（炒）30克，楮实子15克，白附子（炮）30克，夏枯草15克，生甘草15克。
制法用法	将上述材料共研为粗末，和匀，备用。每次用10克，放入茶杯中倒入沸水，加盖闷30分钟，代茶饮用。每日2次。
功效主治	祛风清热，止泪。适用于迎风流泪。

注意事项

（1）注意眼部卫生避免毒邪深入或病变反复定期检查眼睛。

（2）对重病流泪症及将行眼部手术患者需注意检查是否患有本病以便早期发现及时治疗。

（3）忌过食辛辣等有刺激性的食物，尤其是素患眼疾者更需注意以免脾胃蕴积湿热引发眼病。

（4）及时彻底治疗沙眼，睑缘炎等外眼部炎症，不给细菌以可乘之机。

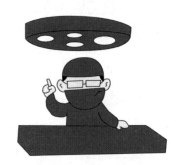

（5）有鼻中隔偏曲，下鼻甲肥大或慢性鼻炎者应及早治疗。

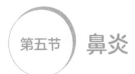 第五节　鼻炎

> 鼻炎是鼻黏膜或黏膜下组织因为病毒感染、病菌感染、刺激物刺激等，造成鼻黏膜或黏膜下组织受损，所引起的急性或慢性炎症。

临床表现

（1）鼻塞 鼻塞特点是间歇性。在白天、天热、劳动或运动时鼻塞缓解，而夜间、静坐或寒冷时鼻塞加剧。鼻塞的另一特点是交替性。如侧卧时，居下侧的鼻腔阻塞，上侧鼻腔通气良好。因为鼻塞，间或有嗅觉减退、头痛、头昏、说话呈闭塞性鼻音等症状。

（2）多涕 通常为黏液性或黏脓性，偶成脓性。脓性多于继发性感染后出现。

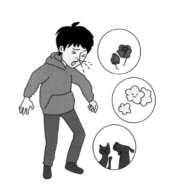

（3）嗅觉下降 多为两种原因导致，一为鼻黏膜肿胀、鼻塞，气流无法进入嗅觉区域；二为嗅区黏膜受慢性炎症长期刺激，嗅觉功能减退或消失。

（4）头痛、头昏 慢性鼻窦炎多表现为头沉重感。

（5）全身表现 多数人可见头痛、食欲不振、易疲倦、记忆力减退及失眠等。

茶疗法

（一）苍耳子茶

组　成 苍耳子12克，辛夷9克，白芷9克，薄荷4.5克，葱白3根，茶叶2克。

制法用法 上述材料共研为末，沸水冲泡10分钟，每日1剂不拘时频饮。

功效主治 祛风、发汗、通窍。适用于急性鼻窦炎和风寒表证，恶寒发热，鼻塞流涕者。

（二）藿香辛芷茶

组　成 广藿香180克，细辛9克，白芷30克，猪胆6个，茶叶30克，辛夷4.5克。

制法用法 将前3味研为细末，搅拌均匀；将猪胆汁煮蒸消毒后，混合上述材料粉成丸，备用。每日3次，每次上丸6克，用茶叶和辛夷煎汤，送服。

功效主治 辛散化浊。适用于慢性鼻窦炎。

（三）绿茶玉兰花汤

组　成　绿茶0.5克，玉兰花3～5克，蜂蜜25克。

制法用法　将初开未足的玉兰花和绿茶一同加水煎沸，加蜜后饮用。

功效主治　消炎祛痰。适用于急、慢性鼻窦炎，过敏性鼻炎等。

（四）黄柏龙井茶

组　成　黄柏9克，龙井茶15克。

制法用法　将黄柏研为粗末，与龙井茶一起放入保温杯中，用沸水冲泡，加盖闷15分钟，代茶饮用。每日1剂。

功效主治　清热燥湿，解毒通窍。适用于慢性鼻炎与鼻窦炎。

（五）麻杏宣肺茶

组　成　麻黄5克，杏仁9克，苍耳子9克，黄芩12克，绿茶3克。

制法用法　将上述材料共研为粗末，放入保温杯中，用沸水冲泡，加盖闷30分钟，代茶饮用。每日1剂。

功效主治　清热祛风，宣肺通窍。适用于急性鼻炎。

（六）夏枯草茶（一）

组　成　黄芪30克，夏枯草30克，辛夷10克，苍耳子10克，茶叶3克。

制法用法　按上述材料5倍量共研为粗末，和匀，备用。每次取30克，放入茶杯中，用沸水冲泡，加盖闷20分钟，代茶饮用。每日1或2次。

功效主治　益气固表，清热散结，祛风通窍。适用于过敏性鼻炎。

（七）五花茶

组　成　辛夷花10克，金银花10克，玫瑰花10克，菊花10克，葛花6克，麦冬12克，黄芪12克，生地黄15克，白芍15克，升麻2克，柴胡2克。

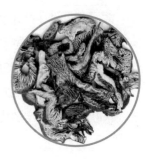

制法用法　将上述材料共研为粗末，放入热水瓶中，用沸水冲泡，加塞闷30分钟，或煎汤取

汁，代茶饮用。每日1剂。连服15日。

功效主治　散风寒，清热毒，通鼻窍。适用于萎缩性鼻炎。

（八）鼻渊茶

组　成　绿茶5克，薄荷5克，菊花10克，桑叶10克，辛夷10克，白芷10克。

制法用法　将上述材料共研为粗末，放入保温杯中，用沸水冲泡，加盖闷10分钟，代茶饮用。每日1剂。

功效主治　清热解表，祛风通窍。适用于急、慢性鼻窦炎。

（九）双花黄芩茶

组　成　金银花15克，黄芩15克，菊花10克，苍耳子10克，绿茶3克。

制法用法　将上述材料共研为粗末，放入保温杯中，用沸水冲泡，加盖闷15分钟，代茶饮用。每日1剂。

功效主治　清热解毒，祛风通窍。适用于急、慢性鼻窦炎。

（十）石膏苍耳茶

组　成　生石膏30克，苍耳子10克，茯苓10克，川芎6克，绿茶3克。

制法用法　将上述材料后4味研为粗末。生石膏先加水煎沸30分钟，再入余药，煎沸15分钟，取汁，代茶饮用，每日1剂。

功效主治　清热利湿，祛风通窍。适用于脾胃湿热型鼻窦炎。

（十一）白芷茶

组　成　白芷15克，辛夷9克，苍耳子9克，绿茶3克。

制法用法　将上述材料共研为粗末放入保温杯中，用沸水冲泡，加盖闷15分钟，代茶饮用。每日1剂。

功效主治　祛风通窍。适用于鼻渊，兼治鼻出血、齿痛、眉棱骨痛。

（十二）嗅鼻茶

组　成　龙井茶30克，川黄柏6克。

制法用法　将上述材料共研为细末，备用。每取细末少许，吹入两侧鼻腔内或嗅入鼻腔内，每日数次。

功效主治 清热泻火，解毒排脓。适用于鼻窦炎。

（十三）三草茶

组　成 苍耳草15克，鸭跖草15克，玉米须15克，丝瓜藤15克，鹅不食草6克，绿茶3克。

制法用法 将上述材料共研为粗末，放入保温杯中，用沸水冲泡，加盖闷20分钟，代茶饮用。每日1剂。

功效主治 清热利水，祛风通窍。适用于萎缩性鼻炎。

（十四）鹅不食草茶

组　成 茶叶6克，丝瓜根30克，鹅不食草30克。

制法用法 将后2味药捣碎，与茶叶一起放入茶壶中，用沸水冲泡，加盖闷30分钟，或煎汤，取汁，代茶饮用。每日1剂。

功效主治 行气，祛风，通窍，活血消肿。适用于慢性单纯性鼻炎。

（十五）辛夷茶

组　成 辛夷15克，菊花9克，川芎9克，龙井茶9克。

制法用法 将上述材料共研为粗末，放入保温杯中，用沸水冲泡，加盖闷20分钟，代茶频饮，每日1剂。

功效主治 祛风散热，活血解毒，通窍，止痛。适用于急性鼻炎、鼻窦炎。

（十六）蒺藜茶

组　成 白蒺藜30克。

制法用法 将上述材料捣碎，放入茶杯中，用沸水冲泡，加盖闷30分钟，代茶饮用。每日1剂。

功效主治 祛风通窍。适用于鼻炎。

（十七）甘姜茶

组　成 甘草10克，炮干姜10克，辛夷6克。

制法用法 将上述材料共研为粗末，放入茶杯中，倒入沸水，加盖闷30分钟。

代茶饮用，每日1剂。

功效主治 清热，温中，通窍。适用于过敏性鼻炎。

（十八）玄参茶

组　　成 玄参10克，生地黄10克，麦冬10克，辛夷3克，蜂蜜30克。

制法用法 将上述材料共研为粗末，放入保温杯中，用沸水冲泡，加盖闷30分钟，调入蜂蜜，拌匀，代茶饮用。每日1剂。

功效主治 养肺润燥。适用于萎缩性鼻炎。

注意事项

严禁食用寒凉生冷等刺激性食物；慎食鱼、虾、蟹类等海产食物；平素注意多吃补益肺气的食物；戒烟及避免吸二手烟，并尽可能避免出入空气污浊的地方。

比较有效的治本疗法是寻找过敏原（用各种过敏物去探索试验），竭力避免接触这些过敏原，以减少发病。

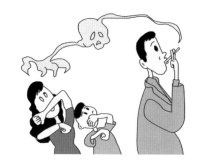

第六节　鼻出血

鼻衄是临床常见的症状之一，俗称"鼻出血"。可由鼻部疾病导致，也可由全身疾病所致。鼻出血多为单侧，很少情况下可出现双侧鼻出血；出血量多少不一，轻者只有涕中带血，重者可引起失血性休克，反复鼻出血可引起贫血。

临床表现

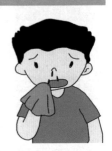

（1）出血可发生在鼻腔的任意部位，但以鼻中隔前下区最为多见，偶尔可见喷射性或搏动性小动脉出血。鼻腔后部出血常快速流入咽部，从口吐出。

（2）通常说来，局部疾患引起的鼻出血，多限于一侧鼻腔，而全身疾病引起者，可发生两侧鼻腔内交替或同时出血。

茶疗法

（一）七味茶

组　　成　鲜鸭梨（去核）1个，柿饼（去蒂）1个，鲜藕（去节）500克，鲜荷叶（去蒂，干品也可）1张，鲜白茅根30克，大枣（去核）10枚，绿茶5克。

制法用法　将以上七味洗净，加水浸过药面，煎成浓汁即可。

功效主治　清热养阴，凉血止血。适用于鼻衄、咯血、胃溃疡呕血、便血、尿血等出血病证。

（二）地骨皮茶

组　　成　地骨皮20克。

制法用法　将地骨皮制成粗末，沸水冲泡，代茶饮。

功效主治　清热凉血。适用于鼻衄，牙龈出血等。

（三）生地白芍茶

组　　成　生地黄6克，白芍6克，天花粉6克，知母6克，地榆6克，炒蒲黄4.5克，菊花3克，竹叶10片。

制法用法　将上述材料加水煎汤，取汁，代茶饮用。每日1剂。

功效主治　清热凉血，养阴润燥。适用于阴虚火热型鼻衄。

（四）栀茅茶

组　成	绿茶3克，栀子9克，白茅根15克。
制法用法	将上述材料放入保温杯中，用沸水冲泡，加盖闷30分钟，代茶顿饮。每日1剂，1剂泡2次。
功效主治	清热泻火，凉血止血。适用于鼻衄不止。

（五）双地茶

组　成	生地黄25克，生地榆15克，桑白皮15克，绿茶3克。
制法用法	将上述材料共制为粗末，放入保温杯中，用沸水冲泡，加盖闷30分钟，或煎汤取汁，代茶饮用。每日1剂。
功效主治	清肺泄热，凉血止血，滋阴生津。适用于鼻出血。

（六）栀墨茶

组　成	栀子30克，陈京墨汁50毫升，三七粉（吞服）3克。
制法用法	将栀子放入茶杯中，倒入墨汁，搅拌均匀，用沸水冲泡，待温，代茶1次送服三七粉。症状无显著改善，隔30分钟，再如上法服1次。通常服药1次，最多2次即止。
功效主治	清热泻火，凉血止血。适用于鼻衄如注不已。

注意事项

（1）鼻出血被完全控制前，需持续监测患者有否出现低血容量性休克的征象，例如心动过速和皮肤湿冷。若外部压迫不能阻止出血，可将浸有血管收缩剂和局麻药的棉花塞入鼻孔。若出血继续，尝试自前或自后行鼻填塞术。

（2）有后填塞物的患者经由面罩吸入湿化的氧气。

（3）使用鼻填塞术控制鼻出血　当直接施压和烧灼术都无法控制鼻出血时，需要使用鼻填塞术。若患者有严重的前鼻出血可使用前鼻填塞物。如靠近鼻甲填入水平分层的凡士林纱布。

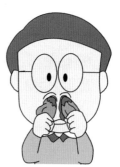

（4）若患者有严重的后鼻出血或前鼻出血开始向后流时可使用后鼻填塞物。

（5）也可使用内用尿管或鼻出血用导管代替纱布包，经由鼻腔插入到软腭后部，然后打入水使其膨胀压在出血点上。

第七节 耳鸣、耳聋

听觉系统中传音、感音及其听觉传导通路中的听神经以及各级中枢发生病变，引起听功能障碍，产生不同程度的听力减退，统称为耳聋。耳聋通常会伴有耳鸣。

临床表现

猝然耳鸣或耳聋、耳鸣并见。耳鸣如潮涌；或如雷鸣；或如蝉鸣，夜间加重。耳聋是以听力减退或丧失，且多伴有低音调耳鸣，轻度或暂时性眩晕。致因不同，兼症也异。证有虚实，应当详察。

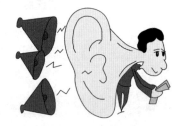

茶疗法

（一）枫果茶

组　　成	枫果15克，柴胡9克，川芎9克。
制法用法	将上述材料共研为粗末，放入保温杯中，用沸水冲泡，加盖闷30分钟，或煎汤取汁，代茶饮用。每日1剂。
功效主治	舒肝利窍。适用于神经性听力障碍（耳鸣、耳聋）。

（二）止鸣茶

组　　成　金银花20克，石菖蒲12克，苍耳子10克，路路通30克。

制法用法　将上述材料共研为粗末，放入茶壶中，用沸水冲泡，加盖闷30分钟，或煎汤取汁，代茶饮用。每日1剂。

功效主治　清热祛风，通窍止鸣。适用于耳鸣。

（三）路通茶

组　　成　路路通3～9枚。

制法用法　将上述材料捣碎，放入茶杯中，用沸水冲泡，加盖闷30分钟，或煎汤取汁，代茶饮用。每日1剂。

功效主治　祛风通窍。适用于神经性耳聋。

（四）柴附川芎茶

组　　成　柴胡10克，制香附10克，川芎5克。

制法用法　将上述材料共研为粗末，放入保温杯中，用沸水冲泡，加盖闷30分钟，或煎汤取汁，代茶饮用。每日1剂。

功效主治　疏肝解郁，化瘀通络。适用于外伤性耳聋。

（五）天麻耳鸣茶

组　　成　绿茶1克，天麻3～5克。

制法用法　将天麻切成薄片干燥储存，备用。服用时，每次取天麻片和茶叶收入杯中，用刚沸的开水冲泡大半杯，加盖5分钟后可趁热饮用。头汁饮空，略留余汁，再泡再饮，直至冲淡。

功效主治　平肝潜阳，祛风通络。适用于耳鸣眩晕。

（六）银菊茶（二）

组　　成　金银茶9克，菊花9克，薄荷（后入）9克，黄连9克，大黄9克。

制法用法　将上述材料共研为粗末，放入保温杯中，用沸水冲泡，加盖闷25分钟，或煎汤取汁，代茶饮用。每日1剂。

功效主治　疏风清热，导热下行。适用于风热上扰型耳鸣。

（七）核桃仁茶

组　　成　核桃仁6枚或7枚。

制法用法　将上述材料捣碎，放入保温杯中，用沸水冲泡，加盖闷30分钟，或煎汤取汁，代茶顿饮。每日1剂。

功效主治　益肾通窍。适用于青年耳聋。

（八）骨核茶

组　　成　路路通20克，补骨脂12克，核桃仁12克。

制法用法　将上述材料共研为粗末，放入保温杯中，用沸水冲泡，加盖闷30分钟，或煎汤取汁，代茶饮用。每日1剂。

功效主治　益肾通窍。适用于耳鸣、耳聋。

注意事项

（1）消除外耳的致病因素。耳廓畸形，外耳道闭锁、耵聍、异物、疖肿、外伤、肿瘤等均可能因收集传导声波障碍而造成传导性耳聋。

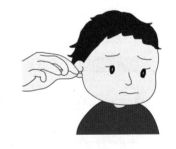

（2）对于耳毒性药物链霉素、新霉素、卡那霉素以及庆大霉素等氨基糖苷类抗生素，应该谨慎使用，经口服、注射或滴耳均可进入内耳，损害内耳的听觉器官，若用药量很大，则可成为不可逆性病变，因此，此类药物不宜多用。

（3）积极防治传染病。有些病毒或细菌性传染病，例如流感、风疹、猩红热、流脑、腮腺炎、麻疹等均会对听觉器官进行侵袭，损害听觉功能。

（4）控制生活与工作环境噪音，加强个人防护。

（5）积极治疗周身疾病。高血压、糖尿病、血液病及内分泌紊乱等疾病均可因内耳血循环或毒性物质破坏内耳细胞引起耳聋。

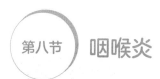

第八节 咽喉炎

咽喉炎，是由细菌引起的一种疾病，可分为急性咽喉炎与慢性咽喉炎两种。咽炎是咽部常见的疾病，是咽黏膜及其淋巴组织的炎症。

临床表现

咽喉一侧或两侧红肿疼痛，或微红、微肿、微痛，或痒痛不适。常多伴有吞咽困难，声音嘶哑。

茶疗法

（一）消炎茶

| 组　成 | 蒲公英400克，金银花400克，薄荷200克，甘草100克，胖大海50克，淀粉30克。 |

制法用法　先取薄荷、甘草、胖大海及蒲公英共200克，金银花200克，制成细粉；然后将剩下的蒲公英、金银花用水煎滤液，浓缩成糖浆状，加入淀粉成糊状，再与上述细粉搅拌制成块形，过20目筛后烘干。每次用10克，沸水冲泡10分钟，代茶频饮。

功效主治　清热解毒，利咽消肿。适用于急、慢性咽炎，喉炎，扁桃体炎。

（二）银海茶

组　成　金银花10克，麦冬10克，胖大海2枚，白糖20克。

制法用法　将上述材料放入保温杯中，用沸水冲泡，加盖闷15分钟，代茶饮用。每日1剂。

功效主治　清热养阴、利咽。适用于慢性咽炎。

（三）玄参青果茶

组　成　玄参10克，青果4枚。

制法用法　玄参切片，青果捣碎，煎水代茶频饮。

功效主治　滋阴，降火，利咽，生津。适用于急、慢性喉炎，咽炎，扁桃体炎。

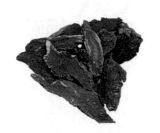

（四）百两金茶

组　成　百两金根适量。

制法用法　将百两金根制成粗末，每次用10克，煎水或沸水冲泡代茶频饮。

功效主治　清热利咽，祛痰利湿，活血解毒。适用于咽喉肿痛，咳嗽咯痰不畅，湿热黄疸，小便淋痛，风湿痹痛，跌打损伤，疔疮，无名肿毒，毒蛇咬伤。

（五）梅花青山茶

组　成　梅花1.5克，青果3枚，山楂3克，绿茶3克，冰糖10克。

制法用法　用开水泡饮或用前几味药的水煎液泡茶饮用。

功效主治　清热生津，止渴解郁，疏肝止泻，解毒。适用于咽喉肿痛，腹胀痞满等。

（六）二花桔萸茶

组　成　月季花3克，玫瑰花3克，绿茶3克，桔梗6克，山萸肉6克。

制法用法　上述材料共制粗末，沸水冲泡，代茶频饮。

功效主治　疏肝活血，养阴利咽。适用于气郁血涩、咽喉郁阻型梅核气。

（七）甘露利咽茶

组　成　白花蛇舌草6克，人参叶3克，五味子3克，乌梅3克，甘草3克，桑叶3克，橘络3克，瓜蒌皮3克，薄荷叶（作药引）3克。

制法用法　将上述材料放入热水瓶中，用沸水冲泡，加盖闷30分钟。先趁热用毛巾围住热水瓶和口腔，熏咽喉15分钟，然后分多次缓缓含咽。颇宜黏膜吸收，犹如品茶，每日数次，饮用不拘时，咽喉不适时即可饮用。

功效主治 生津益气，清燥化痰，润利咽窍。适用于慢性单纯性咽炎、慢性肥厚性咽炎、萎缩性咽炎、慢性扁桃体炎、咽神经官能症（梅核气，属气阴亏虚型）。

（八）润喉悦音茶

组　成 人参须2克，金银花6克，五味子3克，藏青果3克，木蝴蝶3克，乌梅3克，甘草3克，桑叶3克，竹茹3克，薄荷（作药引）3克。

制法用法 将上述材料放入热水瓶中，用沸水冲泡，加盖闷30分钟。先趁热用毛巾围住热水瓶与口腔，熏咽喉15分钟（熏毕30分钟内禁止讲话）。再分多次缓缓含咽，颇宜黏膜吸收，如品茶般。每次数口，不拘时，咽喉不适时即可饮用。每日1剂。

功效主治 生津益气，清燥化痰，润喉悦音。适用于慢性单纯性喉炎、慢性肥厚性喉炎、慢性声带炎、声带疲劳症（喉肌弱症）以及癔症性失音（属气阴亏虚型）。

（九）玄麦青果茶

组　成 胖大海3枚，青果6克，麦冬6克，玄参6克。

制法用法 将上述材料共研为粗末，放入保温杯中，用沸水冲泡，加盖闷15分钟。每日1剂。

功效主治 滋阴降火，润燥生津，清热利咽。适用于阴虚型慢性咽炎。

（十）地玉茶

组　成 生地黄30克，玉竹30克，桂枝3克。

制法用法 将上述材料共研为粗末，放入保温杯中，用沸水冲泡，加盖闷30分钟。或煎汤取汁，代茶饮用。每日1剂。

功效主治 凉血清热，养阴利咽。适用于肺热型慢性咽炎。

（十一）诃子甘草茶

组　成 诃子9克，甘草3克，茶叶适量。

制法用法 将上述材料放入保温杯中，用沸水冲泡，加盖闷10分钟，调入白糖

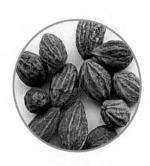

适量，代茶饮用（频饮）。每日1剂。

功效主治 敛肺，下气，利咽。适用于慢性喉炎，咳嗽失音者（声音嘶哑）。

（十二）橄竹梅茶

组　成 咸橄榄5个，竹叶5克，乌梅2个，绿茶5克，白糖10克。

制法用法 上述材料加水共煎取汁。每日2剂，每剂煎汁1杯，温服。

功效主治 清肺润喉。适用于久咳及劳累过度所致的失音，急、慢性咽喉炎等。

（十三）清咽止嗽茶

组　成 薄荷6克，沙参9克，炙百部9克，生甘草4克。

制法用法 先将薄荷置于保温瓶中，沙参、百部、甘草用清水适量煎15分钟后，趁沸倾入瓶中，盖闷10分钟，代茶频饮。

功效主治 辛凉宣肺，润燥止咳。适用于干咳痰少或无痰，咽喉燥痒不适以及时有形寒者。

（十四）余甘子青果茶

组　成 余甘子10克，藏青果3枚，冰糖12克。

制法用法 用开水冲泡后，代茶饮用。

功效主治 清热生津止渴。适用于急、慢性咽炎，扁桃体炎。

（十五）大海润喉茶

组　成 胖大海2枚，银耳2克，麦冬2克，薄荷2克，冰糖12克。

制法用法 用开水冲泡后，代茶饮用。

功效主治 生津润肺，利咽。适用于急、慢性咽炎，声哑。

（十六）玉斛润咽茶

组　成 余甘子10克，玉竹5克，石斛5克，麦冬5克，天花粉5克，冰糖10克。

制法用法 用开水冲泡后，代茶饮用。

功效主治 生津养阴，利咽。适用于咽干，咽痛，口渴。

（十七）木蝴蝶茶

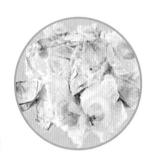

组　成 木蝴蝶5～10克，适量冰糖。

制法用法 木蝴蝶剪碎，加入适量冰糖，沸水冲泡代茶饮。

功效主治 利咽润肺，疏肝和胃，敛疮生肌。适用于咽痛喉痹，声音嘶哑，咳嗽，肝胃气痛，疮疡久溃不敛，浸淫疮。

（十八）绿茶白梨汤

组　成 绿茶5克，白梨200～300克。

制法用法 将梨连皮切片，煎汤，泡茶饮用。

功效主治 清热生津，润肺祛痰。适用于咽干口燥。

（十九）二绿女贞茶

组　成 女贞子6克，绿萼梅3克，绿茶3克，橘络3克。

制法用法 女贞子捣碎，与绿萼梅、绿茶、橘络合用，以沸水冲泡，代茶频饮。

功效主治 理气化痰，养阴清热。适用于气郁化热、痰热互结型的梅核气。

（二十）防疫清咽茶

组　成 金银花15克，板蓝根20克，杭菊花10克，麦冬10克，桔梗15克，甘草3克，茶叶6克。

制法用法 上述材料（冰糖除外）共研粗末。每次取25克，置于热水瓶中，沸水冲泡，加盖闷10余分钟，加入适量冰糖溶解后，频频饮服。

功效主治 清热解毒，利咽消肿。适用于急、慢性咽喉炎导致的咽喉红肿疼痛、咳嗽痰多，或伴有咽喉异物感，或声音嘶哑、喉间干涩等。

（二十一）清热利咽茶

组　成 麦冬6克，金银花6克，野菊花6克，胖大海2枚，生甘草3克，玄参

6克，木蝴蝶3克。

制法用法 将上述材料共研为粗末，和匀，分装于泡袋中，每袋5克。每次取1袋，置于保温杯中，用沸水冲泡，加盖闷5分钟，代茶频饮慢咽。每日1剂。

功效主治 清热解毒，养阴润喉。适用于急、慢性咽喉炎。

（二十二）枇杷茶

组　成 细茶1克，枇杷果100克，冰糖25克。

制法用法 将枇杷果放入砂锅中，加入清水500毫升，煮沸30分钟。加入冰糖、细茶，拌匀，取汁分3次代茶温饮。每日1剂。

功效主治 润燥止咳，清热生津。适用于急、慢性咽喉炎，口渴。

（二十三）清凉茶

组　成 黄芩6克，黄连6克，薄荷4.5克，玄参4.5克，当归4.5克，白芍4.5克，甘草3克。

制法用法 将上述材料以10倍量，共研为粗末，分泡袋装，每袋5克。每日3次，每次1袋。将药袋放入茶杯中用沸水冲泡，加盖闷25分钟，代茶频饮（慢咽）。

功效主治 清热燥湿，泻火解毒。适用于外感风热，内有郁火型口鼻干燥，咽喉肿，声音嘶哑等。

注意事项

（1）预防咽喉炎发作应在咽喉炎的急性期及时治疗。

（2）预防咽喉炎发作应积极治疗鼻、口腔、下呼吸道疾病，包括病牙。

（3）禁饮烈性酒勿吸烟，饮食时避免辛辣，酸等强烈调味品。

（4）改善工作生活环境，结合生产设备的改造，降低粉尘与有害气体的刺激。生活起居有常，劳逸结合。积极治疗各种慢性疾病，保持每天通便，清晨用淡盐水漱口或少量饮用（高血压及肾病

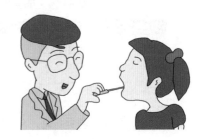

者勿饮盐水）。

（5）预防咽喉炎发作应适当控制用声。用声不当，用声过度，长期持续演讲及演唱对咽喉炎治疗不利。

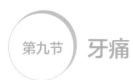

第九节　牙痛

牙痛，无论男女老幼都能发病，是临床常见病。无论牙齿或牙周、牙龈的疾病均可引起牙痛，痛甚者可影响饮食、工作和休息。

临床表现

牙痛，或伴牙龈红肿，大便秘结。根据临床表现和伴随症状不同，又分为风热（火）牙痛、胃火牙痛、虚火牙痛、肾虚牙痛以及虫牙痛；牙过敏。

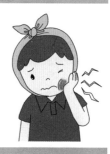

茶疗法

（一）龙柏茶

组　　成　龙胆草9克，黄柏9克，甘草6克，细辛3克，绿茶3克。

制法用法　将上述材料共研为粗末放入保温杯中，用沸水冲泡，加盖闷30分钟，代茶饮用。每日1剂。

功效主治　清泻肝火，燥湿止痛。适用于肝火牙痛。

（二）大黄茶

组　成　生大黄10克，栀子10克，甘草5克，绿茶3克。

制法用法　将上述材料共研为细末，放入保温杯中，以沸水冲泡，加盖闷5分钟，代茶顿饮，每日1剂，复泡再饮，连用3天。

功效主治　清热泻火，通便泄热，消肿止痛。适用于牙龈炎，红肿疼痛，大便秘结。

（三）盐茶

组　成　茶叶3克，食盐1克。

制法用法　将上述材料放入茶杯中，倒入沸水，代茶饮用。每日1~2剂。

功效主治　化痰降火，解毒利咽。适用于风火牙痛和胃火牙痛，龋齿痛，急、慢性咽喉炎，赤目。

（四）三黄茶（二）

组　成　黄芩9克，甘草4.5克，生地黄12克，大黄3克，黄连3克，绿茶3克。

制法用法　将上述材料共研为粗末，放入保温杯中，用沸水冲泡，加盖闷30分钟，或煎汤取汁（大黄研冲），代茶饮用。每日1剂。

功效主治　清热凉血，泻火解毒。适用于牙槽脓肿、根尖周炎。

（五）骨萸茶

组　成　骨碎补5克，山茱萸3克，茯苓3克，熟地黄3克，丹皮3克，花茶5克。

制法用法　用上述材料的煎煮液350毫升泡茶饮用，冲饮至味淡。

功效主治　补肾益精。适用于肾虚耳聋耳鸣、牙齿松动疼痛。

（六）二骨茶

组　成　骨碎补5克，补骨脂3克，花茶3克。

制法用法　用上述材料的煎煮液300毫升泡茶饮用，冲饮至味淡。

功效主治　补肾活血。适用于肾虚牙痛，慢性牙周炎，骨质增生。

（七）绿茶白芷汤

组　成　绿 茶1~2克， 白 芷3~5克， 甘 草10
克，蜂蜜25克。

制法用法　白芷、甘草煎汤后泡茶饮；也可先将白
芷炒黄研末，和绿茶一同冲泡后，加蜂蜜饮服。

功效主治　解表祛风，消炎镇痛，解毒。适用于牙痛。

（八）夏枯草茶（二）

组　成　夏枯草15克，山豆根15克，绿茶3克。

制法用法　将上述材料共研为粗末，分3份，每服1份，放入茶杯中，用沸水冲
泡，加盖闷15分钟，代茶顿饮。每日1份，复泡再饮，连用3天。

功效主治　清热解毒。适用于火毒牙痛。

（九）双地玄参茶

组　成　生地黄24~30克，熟地黄24~30克，玄参15克，骨碎补9克，金银
花15克，细辛3克，绿茶3克。

制法用法　将上述材料共研为粗末，和匀，备用。分为3等份，每取1份放入茶
杯中，用沸水冲泡，加盖闷30分钟，代茶饮用。每日1份，连用3天。

功效主治　补肾益阴，滋阴泻火。适用于阴虚牙痛。

（十）栀子薄荷茶

组　成　生栀子10克，薄荷5克，绿茶3克。

制法用法　将上述材料共研为粗末，放入茶杯中，以沸水冲泡，加盖闷15分
钟，代茶饮用。每日1剂。

功效主治　清热泻火，祛风止痛。适用于风火牙痛。

（十一）仙人茶

组　成　鲜仙人掌（洗净去刺）30克。

制法用法　将仙人掌捣碎，加水300毫升，煎沸10分钟，代茶饮用（喝汤食
渣）。每日2剂。

功效主治 清热解毒，消肿止痛。适用于牙痛。

注意事项

（1）注重口腔卫生，养成"早晚刷牙，饭后漱口"的良好习惯。

（2）发现蛀牙，立即治疗。

（3）睡前不宜吃糖、饼干等淀粉类食物。

（4）应多吃清胃火及清肝火的食物，如南瓜、西瓜、荸荠、芹菜、萝卜等。

（5）忌酒以及热性动火食品。

（6）脾气急躁，容易动怒会诱发牙痛，因此宜心胸豁达，情绪宁静。

（7）保持大便通畅，勿使粪毒上攻。

（8）勿吃过硬食物，少吃过酸、过冷、过热食物。

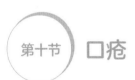

第十节 口疮

口腔炎，中医学称为"口疮"或"口疳"，是指口腔黏膜上发生表浅、如豆大的溃疡点，故又称"口腔溃疡"。

临床表现

唇、颊、齿龈、舌面尖边等处可出现黄豆大或豌豆大小，呈圆形或椭圆形的黄白色溃疡点，中间凹陷，周边潮红。或伴有发热，口渴，口臭，多为实证；虚则此愈彼起，缠绵不断，口不渴饮，不发热。

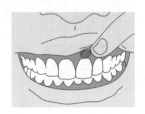

茶疗法

（一）茶树根茶

组　　成　茶树根30克。

制法用法　将茶树根研为粗末，放入保温杯中，用沸水冲泡，加盖闷30分钟或煎汤取汁，代茶饮用。每日1剂。

功效主治　清热降火，消肿止痛。适用于口腔溃疡。

（二）五倍子茶

组　　成　蜂蜜25克，绿茶1克，五倍子10克。

制法用法　清水400毫升加入五倍子。煎沸10分钟，调入绿茶和蜂蜜，拌匀，加盖5分钟后，取汁，代茶饮用。每日1剂。连续服3天。

功效主治　清热润喉，敛疮生肌。适用于口腔溃疡。

（三）桂花茶

组　　成　桂花3克，绿茶0.5克。

制法用法　将上述材料放入茶杯中，以沸水冲泡，加盖闷10分钟，代茶饮用。每日1剂。同时，取桂花适量，研为细末，每用少量吹入患处，每日吹3次。

功效主治　芳香辟秽，解毒除臭。适用于溃疡性口腔炎以及口臭、风火牙痛、胃热牙痛及龋齿牙痛。

（四）香茶丸

组　　成　芽茶60克，麝香0.3克，硼砂1.5克，儿茶末30克，诃子6克。

制法用法　将上述材料共研为细末，和匀。用甘草水为丸，如梧桐子大，晒干备用。每次服6克，用温开水或是茶水送服。每日服2次。

功效主治　清热活血，防腐生肌。适用于口舌生疮、口臭、口干以及痰火症。

（五）灶心土竹叶茶

组　　成　灶心土、竹叶各适量。

制法用法	先将灶心土煎水，澄清后加入竹叶煎，取汁代茶饮。
功效主治	温中燥湿，利下清上。适用于心脾阴液不足，虚火妄动，上炎口舌导致的口腔溃疡、口腔炎。

（六）银花甘草茶

组　　成	金银花10克，甘草3克，莲心1.5克。
制法用法	将上述材料放入茶杯内，用沸水冲泡，代茶饮用。每日1剂。
功效主治	清热解毒，润肺祛痰。适用于心火上炎型口腔溃疡。

（七）玫瑰花茶（一）

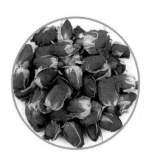

组　　成	玫瑰花6克，绿茶1.5克。
制法用法	将上述材料放入茶杯中，以沸水冲泡，代茶饮用。每日1剂。同时，取玫瑰花6克研为细末，每取适量吹入患处，每日吹2或3次。
功效主治	理气活血，消炎止痛。适用于口腔溃疡。

（八）决明知母茶

组　　成	决明子10克，知母10克，绿茶2克。
制法用法	将上述材料共研为粗末，放入保温杯中，用沸水冲泡，加盖闷30分钟，代茶饮用。每日1剂。
功效主治	养阴清肺，解热止痛。适用于虚火性口腔溃疡。

（九）双冬茶

组　　成	麦冬10克，天冬10克，玄参10克，绿茶3克。
制法用法	将上述材料捣碎，放入保温杯中，用沸水冲泡，加盖闷30分钟，调入蜂蜜15克。代茶饮用。每日1剂。
功效主治	养阴清热。适用于口舌生疮。

（十）双根茶

组　　成	芦根30克，白茅根30克，玄参9克，绿茶3克。

制法用法 将双根切碎，玄参研末与茶叶一起放入保温杯中或茶壶中，用沸水冲泡，加盖闷30分钟，或是煎汤取汁，代茶饮用。每日1剂。

功效主治 凉血清热，养阴生津。适用于口腔炎。

注意事项

（1）清洁口腔用棉签蘸生理盐水或是冷开水，或0.05%的高锰酸钾溶液，或3%的硼酸水，每天为口腔清洗数次。

（2）局部用药清洗后涂上甲紫（龙胆紫）。涂药不应在饭后进行，动作应轻柔、迅速、准确，尽可能减少痛苦，以免其产生畏惧心理，拒绝治疗和影响喂养。

（3）饮食供给温凉的流质或半流质的饮食。食物需营养丰富，注意色、香、味的调配，以促进食欲。同时，忌食刺激性的食物，不要过热、过酸或过咸，以减轻疼痛。

（4）增强抵抗力加强体育锻炼，增强体质，提高机体抵抗力。

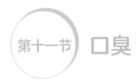

第十一节 口臭

口臭，是指由多种口腔疾病过期不愈，遂发口臭，但也有单独出现口臭。本病在临床上并不少见。

临床表现

（1）**胃火口臭** 多由火热之邪犯胃导致。其证除口臭外，每兼面赤身热，口渴饮冷，或口舌生疮，或牙龈肿痛，流脓出血等。

（2）**食积口臭** 多由过饱伤胃、宿食停滞胃中导致。其证为口出酸腐臭味，脘腹胀痛，不思饮食，嗳气口臭等。

（3）热痰口臭　多由热痰犯肺或热痰郁久化脓化腐导致。其证除口臭外，每兼咳吐痰浊或脓血，胸痛短气等。

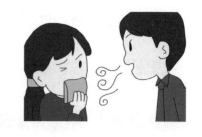

（4）虚热口臭　多由阴虚生内热导致。口臭而兼见鼻干，干咳，大便干结，为肺阴虚弱的症状。当清润肺脏；口臭而兼见心烦不安，失眠多梦，肌肉跳动，爪甲不华，为肝的阴血亏损。口臭而兼见腰腿酸软，多梦遗精，口干咽燥，夜间加重，为肾阴虚损，相火妄动之证。

茶疗法

（一）藿香口臭茶

组　　成　藿香30克。

制法用法　将上述材料放入保温杯中，用沸水冲泡，加盖闷15分钟，代茶饮用。另取一半药汁频频漱口。每日1剂。

功效主治　化湿和中，辟秽除臭。适用于因湿浊困脾，浊气上泛而致的口臭。

（二）莲子心茶

组　　成　莲子心3～5克。

制法用法　将莲子心放入茶杯中，用沸水冲泡，代茶饮用。每日1剂。

功效主治　清心泻火。适用于口臭。

（三）生津茶

组　　成　青果（研）5个，金石斛6克，甘菊6克，竹茹6克，麦冬9克，桑叶9克，鲜藕10片，黄梨（去皮）2个，荸荠（去皮）5个，鲜芦根2根（切碎）。

制法用法　将上述材料捣碎，加水煎沸，取汁，代茶饮用。每日1剂。

功效主治　生津润燥。适用于肺胃阴津亏损导致的烦渴多饮，口咽干燥，黏滞不爽，痰中带血，胃脘灼热隐痛，饥而不欲食，舌红少苔，脉细数等。

（四）银花柿霜茶

组　　成	金银花10克，柿霜10克。
制法用法	先将金银花加水煎汤，去渣取汁，调入柿霜。代茶频饮。
功效主治	清热解毒，消炎止痛。适用于口中热臭、牙龈破溃流脓、口舌溃疡、烦躁不安、五心烦热以及小便短赤。

注意事项

（1）注意劳逸结合，防止受冷。

（2）平素多饮淡盐水、开水。也可日常生活中以茶为饮品除预防及改善治疗口臭外还能调节人体生理平衡，消炎抗菌，清热解毒，清洁口腔。增强人体抵抗力。

（3）避免烟、酒、辛辣、过冷、过烫刺激食物。烟草中含有尼古丁等有害物质，抽烟会引起口臭，加上呼吸道的感染，导致口干，唾液减少加剧口臭。

（4）注意口腔卫生，养成饭后漱口的习惯，使得病菌不易生长。

第六章

皮肤科病症茶疗法

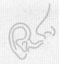

- 湿疹
- 带状疱疹
- 荨麻疹
- 脂溢性皮炎
- 皮肤瘙痒症
- 脱发
- 痱子

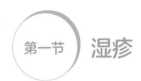

第一节　湿疹

湿疹，通常分急性和慢性两大类。根据本病有广泛和局限发病特点，中医学又称为"浸淫疮""血风疮""粟疮""旋耳疮""肾风""四弯风"和"乳头风"等。本病一年四季均可发生，临床常见多发病。

临床表现

周身或胸背、腰腹四肢，或阴囊、肛门可出现红色突起；或皮肤潮红而有集簇或散发性粟米大小的红色疱疹；或丘疹水疱瘙痒；或皮肤溃烂，渗出液较多，往往伴有便干、溺赤、口渴、心烦等症。慢性多时常反复发作，缠绵不愈。且多出现鳞屑、苔藓样化等损害，皮损处有融合以及渗出的倾向。

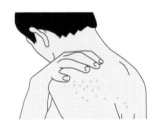

茶疗法

（一）二花山豆茶

组　　成　紫花地丁10克，金莲花10克，山豆根5克。

制法用法　水煎服。每日1剂，每日服2次，或置入茶杯中，用沸水冲泡，代茶饮用。

功效主治　清热消肿，凉血解毒。适用于热盛型湿疹。

（二）土茯苓茶（一）

组　　成　土茯苓30克，金银花30克，蝉蜕6克，防风9克，甘草6克，绿茶3克。

制法用法　将上述材料共研为粗末，每次用30克，放入保温杯中，用沸水冲泡，加盖闷15分钟，代茶饮用。每日1~2次。

功效主治 清热利湿，祛风止痒。适用于急性湿疹。

（三）大黄黄柏茶

组　成 大黄5克，黄柏9克，苦参9克，防风6克，茶叶3克。

制法用法 将上述材料共研为粗末，放入保温杯中，用沸水冲泡，加盖闷5~10分钟，代茶饮用。每日1剂。

功效主治 清热燥湿，祛风止痒。适用于湿疹。

（四）白鲜皮茶

组　成 白鲜皮10克，土茯苓10克，绿茶3克。

制法用法 将上述材料共研为粗末，放入茶杯中，倒入沸水，加盖闷10分钟，代茶饮用。每日1剂。

功效主治 清利湿毒，祛风止痒。适用于湿疹。

（五）大黄甘草茶

组　成 大黄2克，甘草5克，六神曲5克，干马齿苋5克，土茯苓9克。

制法用法 将上述材料共研为粗末，放入茶杯中，用沸水冲泡，加盖闷5分钟，代茶饮用。每日1剂。复泡用于外洗患处。

功效主治 清热泻火，利湿解毒。适用于婴儿湿疹。

（六）苦参茶

组　成 苦参30克，土茯苓30克，金银花15克，黄柏15克，蛇床子10克。

制法用法 每日2剂。一剂加水煎取汁，代茶饮用。复泡3次，继续饮用。另一剂加水700毫升，煎沸15分钟，取汁熏洗患处，每日洗2次。

功效主治 清热利湿，解毒止痒。适用于阴囊湿疹、肛门湿疹。

（七）白菜根银萍茶

组　成 白菜根4个，金银花25克，紫背浮萍25克。

制法用法 上述3味加水煎汤，去渣取汁。代茶饮。

功效主治 清热解毒，消炎止痒。适用于各种湿疹。

注意事项

（1）尽可能寻找过敏原，避免接触可能的过敏原。

（2）衣服要穿得宽松些，以全棉织品为宜。室温不宜过高，否则会使湿疹痒感加剧。

（3）忌抓痒，抓痒使皮肤不停遭到刺激，会越抓越痒，其结果会使皮肤病变区更加增厚粗糙及苔藓化，抓破皮肤又会引发感染。

（4）忌热水烫，有的患者因痒得难受就用热水烫，结果皮肤毛细血管扩张，红肿加剧，病变区渗液增加，病情更重。

（5）忌刺激性食物，像酒、浓茶、辣椒、咖啡、葱、姜、蒜等会使瘙痒加剧，应忌之。鱼，虾等食品会使湿疹严重，也应避免食用。

（6）忌乱用绿色疗法，皮炎湿疹疗程长，易反复发作难以治愈，患者往往乱用绿色疗法，以求一时痛快，其结果往往事与愿违，病情未能减轻，甚至加剧。

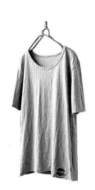

 ## 第二节　带状疱疹

带状疱疹，是一种由病毒导致的急性皮肤传染病。中医学根据发病部位不同，命名也异。如发于腰部的，名为"缠腰火丹"或"蛇串疮"，发于头面部或其他部位的，名为"蛇丹"或"火丹"。本病以春、秋二季发病较多，可见于腰胁部、胸部和头面部。

临床表现

发病突然，患部处起带索状，刺痛、灼热，水疱大小如同绿豆或黄豆样，累累如贯珠，聚集一处，或数处，沿着神经分布，排列成带状；但多局限身体一侧，基底发红，疱群之间皮肤较为正常。疱疹初为透明，渐浑浊，间有出血。初起往往伴有轻度发热，疲乏无力，食欲不振等全身症状。临床所见本病有干湿不同，红黄之辨。干者色红，多属于肝胆风热；湿者色黄，多属于肝脾湿热。

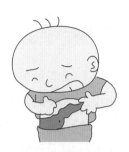

茶疗法

（一）马齿苋薏苡仁茶

组　成　马齿苋30克，薏苡仁30克，红糖适量。

制法用法　将马齿苋、薏苡仁洗净，一起入锅，加水适量，煮汤，加入红糖调味即可。日服1次，连服7～8天为一疗程。

功效主治　解毒祛湿。适用于各种带状疱疹。

（二）马齿苋茶

组　成　马齿苋30克，大青叶15克，当归10克，茶叶5克。

制法用法　将上述材料共研为粗末，放入保温杯中，以沸水冲泡，加盖闷15分钟，代茶饮用。每日1剂。

功效主治　清热解毒，活血通络。适用于带状疱疹。

（三）蒲龙茶

组　成　龙胆草9克，蒲公英9克，连翘9克，金银花15克，茶叶3克。

制法用法　将上述材料放入保温杯中，用沸水冲泡，加盖闷10分钟，代茶饮用。每日1剂。

功效主治　清热解毒。适用于带状疱疹。

（四）大青叶茶（二）

组　成　大青叶15克，板蓝根15克，紫草6克，冬桑叶9克，茶叶3克（痛甚加延胡索9克）。

制法用法　将上述材料共研为粗末，放入保温杯中，用沸水冲泡，加盖闷15分钟，代茶饮用。每日1剂。

功效主治 清热解毒，凉血祛风。适用于肝胆风热型带状疱疹。

（五）龙胆草茶（一）

组　成 龙胆草15克，土茯苓15克，绿茶3克。

制法用法 将上述材料共研为粗末，放入保温杯中，用沸水冲泡，代茶饮用。每日1剂。

功效主治 清热利湿。适用于肝脾湿热型带状疱疹。

（六）蒲公英茶（二）

组　成 蒲公英15克，马齿苋15克，柴胡6克，土茯苓15克（若为干性则换为白茅根15克）。

制法用法 将上述材料共研为粗末，放入茶杯中，用沸水冲泡，代茶饮用。每日1剂。如病重者，上方加倍，水煎服。

功效主治 清热解毒，清肝利湿。适用于带状疱疹。

注意事项

（1）多吃蔬菜水果　饮食中需包含新鲜蔬果、啤酒酵母、糙米、谷类。清肠禁食非常重要。

（2）初期的处理　使用止痛药能够暂时缓解疼痛，服用维生素C及B群可以增强免疫系统及神经的功能，或服用赖氨酸，因为氨基酸可帮助抑制疱疹病毒的扩散。

（3）冷敷　不宜随便用药，用药不当会刺激皮肤，延迟复原。比较稳妥的办法就是用毛巾沾冷水敷疱疹患部。要避免高温。

（4）小心保护创面　可使患部接受短暂的阳光照射。淋浴时，轻轻冲洗水疱部位，不要触摸或抓痒。避免使用含对乙酰氨基酚（扑热息痛）的止痛退热药，这些物质可能延长此症。

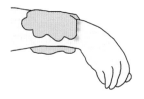

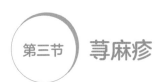

第三节 荨麻疹

荨麻疹，又称为风疹块，古谓"瘾疹"。本病可发生在身体任何部位上，无论男女老幼都能发病，是临床常见多发皮肤病。

临床表现

皮肤出现鲜红色，或苍白色风团，时隐时现。大多为局限性，大小不等的扁平隆起，小如麻疹，大如豆瓣，剧痒，灼热，或如虫行皮中，疹随瘙痒，搔抓后会增大，增多，甚则融合成环状、地图状以及各种形状，边缘清楚，周围充血红晕，且又随消随现。慢性可以反复发作，经年不愈。

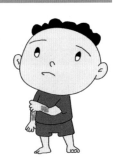

茶疗法

（一）蝉蜕茶

组　　成	蝉蜕15克，紫草9克。
制法用法	将上述材料放入保温杯中，用沸水冲泡，加盖闷5～10分钟，代茶饮用。每日1剂。
功效主治	清热凉血，祛风止痒。适用于血热型荨麻疹。

（二）银翘荆蝉茶

组　　成	金银花15克，连翘15克，荆芥9克，蝉蜕9克。
制法用法	将上述材料共研为粗末，放入茶杯中，用沸水冲泡，加盖闷10分钟，代茶饮用。每日1剂。
功效主治	清热祛风止痒。适用于风热型荨麻疹。

（三）散疹茶

> **组　　成**　生地黄90克，苍术30克，茶叶10克（5岁以下的儿童，用量为生地黄9克，苍术3克，茶叶3克）。
>
> **制法用法**　将生地黄、苍术加水煎汤，取沸药汁冲泡茶叶，代茶频饮，至全身出汗为止。每日1剂。
>
> **功效主治**　清热凉血，祛风止痒。适用于风疹块、荨麻疹。

（四）银蝉茶

> **组　　成**　金银花3~6克，蝉蜕1~3克，绿茶、甘草各1克。
>
> **制法用法**　将上述材料共研为粗末，放入茶杯中，以沸水冲泡，加盖闷10分钟，代茶徐徐温饮。每日1剂。
>
> **功效主治**　清热解毒，祛风散疹。适用于风疹块（荨麻疹）。

（五）连蒡茶

> **组　　成**　连翘6克，牛蒡子5克，绿茶1克。
>
> **制法用法**　将上述材料共研为粗末，放入茶杯中，以沸水冲泡，加盖闷10分钟，代茶温饮。每日1剂。
>
> **功效主治**　祛风清热，宣肺透疹。适用于荨麻疹（风疹）。

（六）冬瓜皮茶

> **组　　成**　冬瓜皮100~150克。
>
> **制法用法**　将冬瓜皮洗净，切碎，水煎取汁，代茶饮用。每日1剂。
>
> **功效主治**　清热利水，渗湿消肿。适用于巨大荨麻疹。

（七）红花乌梅茶

> **组　　成**　红花10克，乌梅10克，山楂10克。
>
> **制法用法**　适用于将上述材料共研为粗末，放入保温杯中，用沸水冲泡，加盖闷30分钟，调入白酒30毫升，代茶饮用。每日1剂。
>
> **功效主治**　活血化瘀，消食和中。适用于气滞血瘀型荨麻疹。

（八）荆防归芪茶

组　成　荆芥9克，防风9克，当归9克，黄芪15克，绿茶3克。

制法用法　将上述材料共研为粗末，放入保温杯中，以沸水冲泡，加盖闷30分钟，代茶频饮。每日1剂。

功效主治　补血祛风。适用于慢性荨麻疹。

（九）蝉蜕苦参茶

组　成　蝉蜕9克，苦参9克，黄芩9克，绿茶2克。疹色红者加紫草9克。

制法用法　将上述材料共研为粗末，放入保温杯中，以沸水冲泡，加盖闷30分钟，代茶频饮。每日1剂。

功效主治　清热利湿，祛风止痒。适用于荨麻疹（伴胃热者）。

注意事项

（1）控制饮食　饮食因素通常是导致荨麻疹反复发作的重要因素，很多患者症状缓解后，又开始不注意饮食不忌口，从而引起荨麻疹再次发作。春天尽可能避免进食鱼、虾、蟹、羊肉等高蛋白食品和辛辣、酒等刺激性食品。

（2）减少搔抓　避免热敷、热水泡澡，上述做法虽然能够暂时缓解瘙痒，但搔抓或热刺激会使局部血管扩张，渗出增多，从而加剧荨麻疹的病情。

（3）劳逸结合放松心情　注意休息，不能疲累，适度运动。神经系统、免疫系统及内分泌系统三者有着共同的传导通路。因此，精神状态严重影响该病的发病及治疗，治疗过程中应参加一些娱乐活动，保持心情开朗，心态平和。

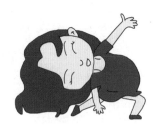

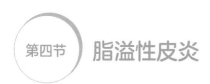

脂溢性皮炎

脂溢性皮炎，是一种慢性皮肤病，属于中医学的"赤屑风""面游风"等病范畴。本病好发于头皮、前额、眉弓、鼻翼两旁、眼睑、面颊、耳后、前胸后背、腋窝、脐周以及臀部等处。

临床表现

片状红斑、丘疹疱疹、灰白或黄白糠秕样灰白色鳞屑，或薄或厚，有瘙痒感；或有糜烂渗液；或皮屑少，表面湿润。临床通常分为脱屑型和结痂型。

茶疗法

（一）黄龙茶

组　　成	龙胆草5克，大黄5克，土茯苓5克，苦参5克，地肤子5克，蝉蜕5克，绿茶3克。
制法用法	将上述材料共研为粗末，放入保温杯中，用沸水冲泡，加盖闷30分钟，代茶频饮。每日1剂。
功效主治	清热利湿，祛风止痒。适用于脂溢性皮炎。

（二）当归茶

组　　成	当归15克，紫草10克，蜂蜜30毫升。
制法用法	将当归、紫草共制为粗末，放入茶杯中，用沸水冲泡，加盖闷20分钟后，调入蜂蜜，代茶饮用。每日1剂。
功效主治	凉血润肌，活血止痒。适用于脂溢性皮炎、白屑风、皲裂症。

（三）山楂荷叶茶（二）

组　　成	山楂90克，荷叶1张，生甘草10克。
制法用法	上述材料加水煎沸15分钟，去渣取汁，代茶饮用。每日1剂，复煎2次，续饮。连服20～30日。
功效主治	消食化积，清热祛湿。适用于湿热型脂溢性皮炎。

（四）苦参黄白茶

组　　成	苦参5克，大黄5克，黄连5克，白鲜皮5克，冬桑叶5克。
制法用法	将上述材料共研为粗末，放入保温杯中，用沸水冲泡，加盖闷30分钟，代茶饮用。每日1剂。
功效主治	清热燥湿，祛风止痒。适用于脂溢性皮炎。

（五）荆防菊花茶

组　　成	荆芥5克，防风5克，野菊花9克，生地黄9克，土茯苓6克，绿茶3克。
制法用法	将上述材料共研为粗末，放入保温杯中，用沸水冲泡，加盖闷15分钟，代茶饮用。每日1剂。
功效主治	凉血清热，祛风利湿。适用于脂溢性皮炎。

注意事项

（1）避免对患处皮肤进行抓、挠、烫洗，避免患处皮肤接触刺激性物品。

（2）保持皮肤清洁，特别是皮脂分泌多的部位。

（3）洗头不要过勤，洗头时不得用碱性强的肥皂，可用不含硅油、pH值呈弱酸性的洗发露。

（4）注意休息，减少失眠，预防便秘，适当进行体育活动，情绪活泼愉快，力求避免焦虑。

（5）膳食中应注意控制脂肪量，脂肪不宜过多，否则会加剧症状，每天供给总膳食脂肪量应在50克左右。

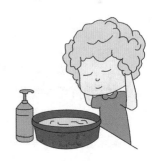

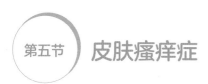

皮肤瘙痒症

瘙痒是一种只有皮肤瘙痒而无原发性皮肤损害的皮肤病症状。根据皮肤瘙痒的范围和部位，通常分为全身性和局限性两大类。

临床表现

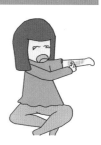

皮肤阵发性瘙痒，通常以晚间为重，难以遏止，每次延及数分钟或数小时。多出现抓痕，表皮剥落直至皮破血流，疼痛皲裂，潮红，湿润，血痂，甚至皮肤增厚，呈现色素沉着，湿疹化和苔藓样变。通常伴有夜寐不安，白天精神不振。

茶疗法

（一）海带绿豆茶

组　成　海带30克，绿豆30克，白糖适量。

制法用法　将海带洗净切碎，绿豆浸泡半天，一起放入锅中，加水适量煮汤，等到绿豆熟时加入白糖即可。每日早晚服用，7～10天为一疗程。

功效主治　清热解毒，利水泄热。适用于各种皮肤瘙痒症，尤其适用于肛门、外阴瘙痒、抓后局部可红肿、渗水、皮肤肥厚、苔藓化者。

（二）甘草滑石茶

组　成　甘草3克，滑石18克，绿茶适量。

制法用法　上述材料水煎取汁。代茶饮。

功效主治　清热祛湿。适用于各种皮肤瘙痒症，对搔抓后分泌物增多者尤为适宜。

（三）百部茶

组　成　百部15克，紫苏叶6克。

制法用法　将上述材料共研为粗末，放入茶杯中，倒入沸水，加盖闷15分钟，调入白酒30毫升，代茶饮用。每日1剂。

功效主治　温经散寒，杀菌止痒。适用于老年性皮肤瘙痒症。

（四）枣梨茶

组　成　大枣10枚，雪梨膏20克。

制法用法　将大枣洗净，用温水泡30分钟，倒入砂锅内，再加水适量煮至大枣烂后，加入雪梨膏，拌匀，代茶饮食。每日1剂。

功效主治　润肺护肤，健脾益气。适用于冬季皮肤干燥脱屑、老年皮肤瘙痒症。

（五）参枣茶

组　成　大枣15枚，人参适量（通常约3克）。

制法用法　将大枣、人参放入砂锅内，加水浸泡半小时，然后文火煮30分钟即可。代茶喝汤食参枣。每日1剂。

功效主治　益气养血，生津护肤。适用于冬季皮肤干燥松弛，皮肤粗糙。

（六）参地茶

组　成　丹参10克，生地黄10克，蝉蜕15克。

制法用法　将上述材料共研为粗末，放入保温杯中，用沸水冲泡，加盖闷30分钟，代茶饮用。每日1剂。

功效主治　凉血活血，祛风止痒。适用于血热型皮肤瘙痒症。

（七）苦参止痒茶

组　成　苦参15克，野菊花12克，生地黄10克。

制法用法　将上述材料共研为粗末，放入保温杯中，以沸水冲泡，加盖闷20分钟，代茶饮用。每日1剂。

功效主治　清热燥湿，凉血解毒。适用于湿热夹血热型痒疹。

（八）明矾茶叶水

组 成 茶叶60克，明矾60克。

制法用法 上述材料加清水500毫升，先浸泡半小时，然后煎煮半小时，下水田前将手脚用此茶水浸泡半小时，令其自然干燥即可。

功效主治 清热，燥湿，解毒。用于预防及治疗下水田引起的皮炎、皮肤瘙痒、起红斑水疱等。

（九）升麻茶

组 成 绿茶1~1.5克，升麻5~15克，炙甘草10克。

制法用法 将上述材料加水400毫升，煎沸5分钟后，代茶饮用，分3次饭后服。每日1剂。

功效主治 清热解毒，抗过敏，抗癌。适用于头面部神经痛，脾虚腹泻，皮肤过敏，痒疹及宫颈癌。

注意事项

（1）全身性瘙痒患者需注意减少洗澡次数，洗澡时不宜过度搓洗皮肤，不用碱性肥皂。

（2）精神放松，树立信心，不能恼怒忧虑。积极寻找病因，去除诱发因素。

（3）戒烟酒、浓茶、咖啡以及一切辛辣、刺激食物，饮食中适度补充脂肪。多吃新鲜的蔬菜与水果。

（4）内衣以棉织品为宜，应宽松舒适，以免摩擦。

（5）生活规律，早睡早起，适当锻炼。及时增减衣服，避免冷热刺激。

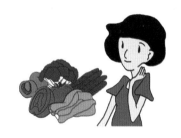

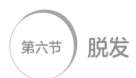

第六节 脱发

脱发，根据临床表现，通常分为斑秃、早秃、脂溢性脱发3种。斑秃，中医学称"油风脱发"。早秃和脂溢性脱发，中医学称"发蛀脱发"。脱发是一种常见皮肤病。

临床表现

（1）血热生风证 头发突然成片脱落，呈圆形或椭圆形，头皮光亮，局部微痒，通常无全身症状，或见心烦口渴，便秘尿黄，舌质红，苔薄黄，脉弦滑数。

（2）阴血亏虚证 头发油亮光泽屑多，时常脱落，日久头顶或两额角处逐渐稀疏，头痒，或兼有耳鸣，舌红苔少，脉细数。

（3）气血两虚证 头发细软干燥少华，头发呈均匀脱落，逐渐稀疏，少气乏力，语声低微，面色苍白，心悸怔忡，肢体麻木，舌质淡，少苔，脉细弱。

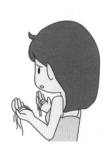

（4）瘀血阻滞证 头发部分或全部脱落，或须眉俱落，日久不长，一般有头痛，口渴欲饮，面色晦暗，口唇红紫，舌紫暗或有瘀斑，脉细涩。

茶疗法

（一）茯苓菊花茶

组　成 茯苓15克，菊花7.5克。

制法用法 将上述材料共捣碎，沸水冲泡。代茶频饮。

功效主治 补脾益肾，驻颜乌发，健脾和胃，养血润容。适用于脂溢性脱发。

（二）白菊旱莲茶

组　成　白菊花30克，旱莲草18克，生地黄30克。

制法用法　上述3味加水煎汤，去渣取汁。代茶饮，频频饮用。

功效主治　疏风清热，凉血生发，滋肝补肾。适用于斑秃。

（三）辛夷甘草茶

组　成　绿茶100克，辛夷500克，甘草500克，蜂蜜100克。

制法用法　将蜂蜜放入锅中熬至红色，放入碎辛夷花，炒至不粘手。每次取辛夷花5克，加入5克甘草，置于锅中，加250克水，煮沸后1克绿茶，继续加热5分钟。分3次饭后温服。

功效主治　清热解毒，通肺窍，生发。适用于斑秃，对肺热者格外适宜。

（四）何首乌茶（二）

组　成　川芎5克，何首乌20克，核桃仁30克，绿茶2克。

制法用法　将上述材料共研为粗末，放入保温杯中，以沸水冲泡，加盖闷30分钟，代茶饮用。每日1剂。

功效主治　补益肝肾，养血生发。适用于脱发。

（五）生发茶

组　成　何首乌15克，生侧柏叶15克，黑芝麻15克，茶叶3克。

制法用法　黑芝麻捣碎，余药共研为粗末，一同放入保温杯中，用沸水冲泡盖闷30分钟，代茶饮用。每日1剂。

功效主治　凉血养血，生发乌。适用于脱发、白发。

（六）天麻茶

组　成　天麻6克，何首乌20克，熟地黄20克，川芎3克。

制法用法　上述材料共研为粗末，放入保温杯中，用沸水冲泡，加盖闷30分钟，代茶饮用。每日1剂。

功效主治　养血生发，活血祛风。适用于脱发。

（七）桑椹茶

组　成 何首乌30克，桑椹30克，绿茶5克。

制法用法 将上述材料共捣为碎末，放入保温杯中，以沸水冲泡，加盖闷30分钟，代茶饮用。每日1剂。

功效主治 补益肝肾，生发黑发。适用于脱发、白发。

（八）麻椹茶

组　成 黑芝麻100克，鲜桑椹100克，蜂蜜100克，茶叶5克。

制法用法 先将前2味药共捣烂，然后加入蜂蜜调匀置瓶中。每次1汤匙，用茶水（开水泡茶）送服。每日3次。

功效主治 补益肝肾，乌须黑发。适用于白发。

（九）丹参首乌茶

组　成 何首乌30克，丹参15克，绿茶3克。

制法用法 将上述材料共研为粗末，放入保温杯中，用沸水冲泡，加盖闷30分钟，代茶饮用。每日1剂。

功效主治 养血生发。适用于脱发。

（十）骨碎补茶

组　成 骨碎补30克，墨旱莲15克，茶叶3克。

制法用法 将上述材料共研为粗末，放入保温杯中，用沸水冲泡，加盖闷30分钟，代茶饮用。每日1剂。

功效主治 益肾生发。适用于脱发。

注意事项

（1）选用黄杨木梳或猪鬃头刷，既能去除头屑，增加头发光泽，又可以按摩头皮，促进血液循环。

（2）洗头的间隔最好为2～5天。洗发的同时需边搓边按摩，既可以保持头皮清洁，又能够使头皮活血。

（3）依照自己的发质选用对头皮和头发无刺激的中、酸性天然洗发剂。

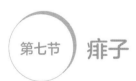

2～5天洗一次，水温大约40℃

（4）节制烟酒，吸烟会使头皮毛细管收缩，从而影响头发的发育；饮酒会导致头皮产生热气和湿气，引起脱发。

（5）消除精神压抑、焦虑，时常进行深呼吸，散步等，可消除精神疲劳。

（6）避免频繁烫发、染发，次数太多会破坏毛发组织，损伤头皮，同时应避免高温电吹风。

（7）饮食注意，可多食用"黑色食品"，如黑豆、黑芝麻及黑木耳等。

（8）空调温度要适宜。空调的暖风和冷风均可成为脱发和白发的原因，空气过于干燥或湿度过大对保护头发均不利。

（9）避免暴晒，日光中的紫外线会对头发造成损害，使得头发干枯变黄，因此夏季要避免日光暴晒，在室外游泳、日光浴时应注意防护。

第七节　痱子

痱子是夏季或炎热环境下常见的表浅性、炎症性皮肤病。由于在高温闷热环境下，大量的汗液不易蒸发，使得角质层浸渍肿胀，汗腺导管变窄或阻塞，造成汗液潴留、汗液外渗周围组织，形成丘疹、水疱或脓疱，好发于皱襞部位。

临床表现

（1）白痱　常见于间擦部位，皮疹是帽针头大小白色密集薄壁透明小水疱，约1毫米，疱壁易破，外观呈现露珠状，周围无红晕，迅速出现，数天后即可干枯而消失，干后有极薄细小鳞屑，自然脱落。常无自觉症状。多见于卧床不起，高热汗出不畅以及术后体弱者，维生素A缺乏所致痱以此型为多。

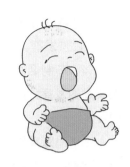

（2）红痱　通常见于潮湿闷热的夏季。皮疹好发于肘窝、腋窝、颈、胸、背以及小儿头面部、臀部、妇女乳房下，但手掌和足底不出现。发病急骤，开始出现红斑，继而发生密集排列的针头大小丘疹或丘疱疹，周围绕以红晕。皮疹大量出现，消退后有轻度脱屑，搔抓后可继发感染导致毛囊炎，疖肿，有时可持续数周。自觉有灼热和刺痒感。

（3）脓痱　皮损好发于四肢屈侧及阴部等皮肤皱褶部位，小儿头颈部也可见。痱顶端有针头大小的浅在性小脓疱，疱内可查见细菌。自觉有刺痒感，可伴有微热或高热。常发生于婴儿湿疹，尿布皮炎，接触性皮炎的患部。机体抵抗力差或是皮肤卫生条件差者，可于红痱基础上继发感染形成脓痱。

（4）深痱　皮疹好发于躯干、颈部，皮损为密集的与汗孔一致的非炎症性正常肤色深在性水疱，直径约为1～3mm，刺破水疱有透明液体流出。无红斑与瘙痒。本病高发于热带地区，以复发性红色粟粒疹患者常见。患者常有代偿性面部多汗和腹股沟及腋窝淋巴结肿大，其中大部分出现广泛的小汗腺功能丧失，肿大的淋巴结随粟粒疹的消失而慢慢变小。

茶疗法

（一）绿豆酸梅茶

组　　成	绿豆200克，酸梅100克，白糖适量。
制法用法	将绿豆、酸梅洗净，加水600毫升煮熟，滤取汤汁，加入白糖，代茶饮用。每日1剂。
功效主治	清热解毒，祛暑生津。适用于痱子。

（二）银花荷叶茶

| 组　成 | 金银花30克，荷叶30克，芦根30克，薄荷6克，绿茶3克。 |
| 制法用法 | 先将前3味药放入砂锅内，加适量水，煎沸15分钟，放入薄荷、绿茶 |

再煎沸3～5分钟，取汁，代茶饮用。每日1剂。

功效主治 清热解毒，祛暑生津。适用于痱子。

（三）瓜叶茶

组　成 鲜嫩黄瓜数条，或鲜嫩丝瓜叶适量。

制法用法 任取一方，洗净晾干，捣烂取汁，涂在患处，每日涂数次。

功效主治 清热解毒，黄瓜佐利水；丝瓜叶佐凉血。适用于痱子。

（四）绿茶苦参汤

组　成 绿茶25克，苦参150克，明矾10克。

制法用法 上述材料煎汤浸洗患处，再热再洗。

功效主治 清热燥湿。适用于湿疹，疮疖，阴部瘙痒，痱子等。

注意事项

（1）保持皮肤清洁与干燥　无论是洗澡后还是运动过后，都要记得将汗擦干，有汗的地方最容易长痱子。

（2）空调去暑气　闷热的天气，家里可将空调设置在26度左右，湿度不得超过百分之六十，睡觉的地方必须保持通风。

（3）勤洗澡换衣服　洗澡宜用温水，并且不要用刺激强的香皂、浴液，以减少刺激。衣服应轻薄，柔软，宽大，以减少对皮肤的摩擦。

（4）饮品解暑　要多喝水，也可以自制一些如西瓜汁、绿豆汤、冬瓜汤。清凉食物，可以多吃青菜、瓜果，这样既能够消夏解暑，又可以补充水分和维生素，增加凉爽感。

（5）外用药物　局部除用痱子粉外，还可以使用清凉止痒洗剂如1%薄荷炉甘石洗剂，痱子水等涂擦患处可清凉止痒；单纯的激素外用药尤其是软膏不宜用。

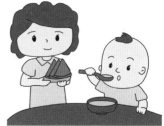

第七章
伤外科病症茶疗法

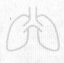

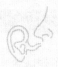

- 疮疖
- 痈疽
- 疔疮
- 痔疮
- 落枕

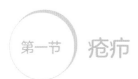

第一节　疮疖

疮疖，又称为多发性疖肿。是一种发生在皮肤浅表的急性化脓性疾病，随处可生，是临床常见病，尤其以夏季居多。

临床表现

疖肿一枚或数枚，红肿热痛，肿热高突，严重者或伴有表证，或全身症状。或此愈彼起，缠绵不愈。

茶疗法

（一）野菊茶

组　　成　鲜野菊花及叶各30克。

制法用法　将上述材料洗净，放入保温杯中，用沸水冲泡，加盖闷15分钟，或加水煎汤，取汁，代茶饮用。每日1剂。

功效主治　清火解毒，消肿止痛。适用于疮疖、肿毒。

（二）蒲公英茶（三）

组　　成　蒲公英30克，僵蚕10克。

制法用法　将上述材料放入保温杯中，以沸水冲泡，加盖闷15分钟，或上述材料加水煎汤，取汁，代茶饮用。每日1剂。

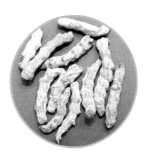

功效主治　清热解毒，祛风散痛。适用于多发性疖肿。

（三）绿豆茶（二）

组　成　绿豆150克，糯米150克，小麦150克。

制法用法　将上述材料用文火炒熟捣碎研末，和匀，备用。每次取30克放入茶杯中，用沸水冲泡，加盖闷10分钟，代茶饮用。每日1次。

功效主治　清热解毒。适用于疖疮。

（四）槐花绿豆茶

组　成　槐花4.5克，绿豆粉4.5克，茶汁30毫升。

制法用法　先将槐花和绿豆粉同炒至象牙色，研末备用。另将茶叶10克加水300毫升，煎沸5~10分钟，放置过夜外用。用隔夜茶汁调敷上述材料粉，外敷患处，留疖头。每日换药1次。

功效主治　凉血清热，解毒消肿。适用于各种疖疮、疔毒。

（五）芸香绿豆茶

组　成　芸香草25克，绿豆100克，红糖适量。

制法用法　前2味加清水5碗，煎至2碗，加入红糖，再煎片刻即可，代茶饮用。每日1剂，分2次服完。

功效主治　清热解毒，消暑凉血。适用于疖疮及咽喉肿痛、中暑。

（六）猫爪草茶

组　成　猫爪草30克，金银花30克。

制法用法　上述材料加水煎2次，取2次煎液混匀，分2次代茶饮用。每日1剂。药渣捣绒外敷患处。

功效主治　清热解毒，消肿止痛。适用于疖疮、肿毒。

（七）柿子茶油

组　成　柿子1个，茶油适量。

制法用法　柿子切碎，晒干，研末，入茶油调匀，敷患处。

功效主治　消肿止痛。适用于疮疖肿痛。

（八）空心茶油

组 成 空心茶、茶油各适量。

制法用法 空心茶取叶，切碎，放在新瓦上烧焦，研末，入茶油搅至油膏状，收贮。患处用茶水洗净，擦干，涂油膏，日2～3次。

功效主治 清热解毒。适用于疮疖等病。

（九）消疖茶

组 成 金银花15克，连翘15克，蒲公英15克，紫花地丁15克，黄芩10克，赤芍10克，生地黄12克，生甘草6克。

制法用法 将上述材料各以10倍量共研为粗末，和匀，备用。每次取20～30克放入保温杯中，用沸水冲泡，加盖闷30分钟，代茶饮用。每日1或2次。

功效主治 清热泻火，凉血解毒。适用于疖疮。

注意事项

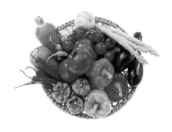

（1）注意面部皮肤清洁，避免细菌侵入，切忌搔抓或挤压，严禁切开引流。

（2）多吃蔬菜，保持大便畅通。

（3）对面部疖或伴有恶寒发热、头痛、全身不适等，应予以抗生素治疗。

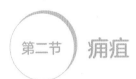

第二节　痈疽

痈疽所指范围很广，中医学根据发病部位不同，又有不同的命名，是外科常见多发病。

临床表现

局部红（或不红）肿，热（或不热）痛。进而化脓溃破，或流黄稠脓，或淡黄水，或清稀脓液等。大片红肿热痛，脓色黄稠者为阳，为痈；肿痛而不红不热，脓色淡黄或清稀者为阴，为疽。且又多相互转化，因此痈证中也有虚寒，疽证中又有热毒，或本虚标实之证。

茶疗法

（一）四神茶

组　　成　当归24克，黄芪15克，金银花15克，生甘草9克。

制法用法　将上述材料共研为粗末，放入保温杯中，以沸水冲泡，加盖闷30分钟，调入黄酒30～50毫升，分3或4次代茶饮用。或加水煎汤取汁，代茶饮，每日1剂。

功效主治　益气活血，清热解毒。适用于脑疽，背痈，毒盛焮肿，体虚神疲者。体虚的人患肛门脓肿，久治不愈者。

（二）紫花茯苓茶

组　　成　茯苓15克，金银花30克，牛膝15克，车前子15克，紫花地丁30克。

制法用法　将上述材料共研为粗末，放入保温杯中，用沸水冲泡，加盖闷30分钟，或上述材料加水煎汤，取汁，代茶频饮。每日1剂。

> **功效主治** 清热解毒，分利湿热。适用于下肢痈肿、丹毒、委中毒、附骨疽、肛痔，属湿热蕴结者。

（三）银蒲消痈茶

> **组　成** 金银花100克，蒲公英50克。

> **制法用法** 将上述材料放入茶壶中，倒入沸水，加盖闷15～20分钟，代茶饮用。每日1剂。连服15～20剂。

> **功效主治** 清热解毒，消肿散瘀。适用于痈肿发作期。

（四）银翘黄连茶

> **组　成** 金银花30克，连翘15克，天花粉12克，黄连10克，赤芍10克，归尾10克，贝母10克，白芷10克，蒲公英30克。

> **制法用法** 将上述材料共研为粗末，放入茶壶中，倒入沸水500毫升，加盖闷20分钟，或加水煎汤取汁，代茶饮用。每日1剂，每日服2次。

> **功效主治** 清热解毒，活血化瘀，消肿散结。适用于痈肿初发期。

（五）参芪银花茶

> **组　成** 党参10克，生黄芪10克，当归10克，赤芍10克，白芍10克，天花粉10克，白芷10克，黄连10克，黄柏10克，白术10克，金银花30克。

> **制法用法** 将上述材料共研为粗末，放入茶壶中，倒入沸水500毫升，加盖闷20分钟，或上述材料加水煎汤，取汁，代茶饮用。每日1剂。

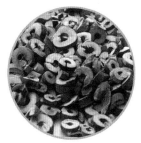

> **功效主治** 补气益血，消除余毒。适用于痈肿溃脓较久未恢复者。

（六）二豆茶

> **组　成** 绿豆20克，赤小豆20克，金银花20克，甘草20克，桔梗5克。

> **制法用法** 将上述材料分别捣碎，后3味用纱布包好扎口，与绿豆和赤小豆一同放入砂锅中，加水适量，煎煮至豆烂，拣去药包，代茶饮汤食豆。每日1剂。

功效主治 清热解毒，祛湿排脓（毒）。适用于痈肿成脓期。

（七）归芪公英茶

组　成 黄芪100～250克，当归25克，蒲公英30克。

制法用法 上述材料加水煎取浓汁，代茶饮用。每日1剂，复煎续饮。

功效主治 补气血，清热毒。适用于痈肿、疮疖。

（八）防风苏叶茶

组　成 防风9克，金银花30克，甘草6克；或紫苏叶9克，蒲公英30克。

制法用法 任取一方。将上述材料放入保温杯中，用沸水冲泡，加盖闷10分钟，代茶饮用。每日1剂。

功效主治 祛风解毒。适用于痈肿初期，恶寒严重者。

（九）芪牡茶

组　成 黄芪5克，牡蛎3克，五味子3克，茯苓3克，人参2克，绿茶5克。

制法用法 用前五味药的煎煮液400毫升泡茶饮用，冲饮直至味淡。

功效主治 益气敛疮，生肌。适用于痈疽脓泄后，久不能收口。

（十）蛇蜕茶油方

组　成 蛇蜕9克，百草霜3克，茶油适量。

制法用法 共研细末，入茶油和匀，涂患处。

功效主治 敛营止血，清热消瘀。适用于痈疽脓水不干。

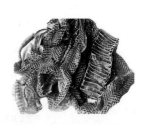

注意事项

（1）调整日常生活及工作量，有规律地进行活动和锻炼，避免劳累。

（2）保持情绪稳定，避免情绪激动或紧张。

（3）保持大便通畅，不能用力大便，多食水果及高纤维素食物。

（4）避免寒冷刺激，注意保暖。

（5）发病时需禁饮酒或食辛辣、刺激食物。少食厚味食物。

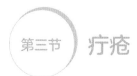

第三节 疔疮

疔疮是外科发展最快的病症之一，病发急骤为势险恶，古有"朝发夕死，随发随死"之说。本病好发于颜面、手、足部。

临床表现

初起一粟，形如小疱，其色不一，或黄，或白，或紫，或黄白，或红丝，根脚硬肿，痒痛非常。初起伴寒热交作，继而溃烂化脓，甚则走黄。由于种种见症不一，故命名也不同。

茶疗法

（一）三花茶

组　　成 金银花15克，野菊花15克，蒲公英15克，紫花地丁15克，紫背天葵15克，半边莲15克。

制法用法 将上述材料共研为粗末，放入保温杯中，用沸水冲泡，加盖闷20分钟，或上述材料加水煎沸，闷泡15分钟，取汁，代茶频饮。每日1剂。药渣可用来外敷患处。

功效主治 清热解毒，消肿止痛。适用于各种疔毒，痈疮疖肿，局部红肿热痛，或发热，舌红，脉数者。

（二）黄连公英茶

组　　成 黄连9克，生大黄6克，熟大黄6克，蒲公英30克，栀子9克，生甘草

5克。

制法用法 将上述材料共研为粗末，放入热水瓶中，倒入沸水300～500毫升，闷泡15分钟，代茶频饮（1日内饮尽）。每日1剂。

功效主治 清热解毒，泻火消肿。适用于一切疮疡、疔毒。

（三）二黄茶

组　成 黄连9克，大黄12克，金银花30克，栀子10克。

制法用法 将上述材料共研为粗末，放入保温杯中，用沸水冲泡，加盖闷20分钟，代茶饮用。每日1剂。

功效主治 清热凉血，解毒消肿。适用于疔疮。

（四）蒲公英茶（四）

组　成 蒲公英50克，半边莲30克，牡丹皮15克。

制法用法 将上述材料共研为粗末，放入保温杯中，以沸水冲泡，加盖闷30分钟，代茶饮用。每日1剂。

功效主治 清热凉血，解毒消肿。适用于红丝疔、痈肿、疮疡。

（五）清暑解毒茶

组　成 银花10克，连翘10克，鲜荷叶10克，鲜竹叶10克。

制法用法 煎水或开水冲泡，等到凉后代茶饮。

功效主治 祛暑解毒。适用于痱子及疔疮疖肿的预防和治疗。

注意事项

（1）调整日常生活及工作量，有规律地进行活动和锻炼，避免劳累。

（2）饮食宜清淡，多饮水，忌食膏粱厚味、辛辣、烟酒等。

（3）保持心情舒畅。有全身症状的应卧床休息。

（4）局部忌挤压、碰撞、挑刺、早期切开。

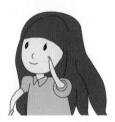

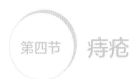

第四节 痔疮

痔疮，以前分为五种，即牡痔、牝痔、肠痔、脉痔、血痔。现今分为混合痔、内痔、外痔。痔类虽多，总以痔疮命名。

临床表现

（1）血虚型痔疮 症状为便血，血色淡，量较多，肛门坠胀或是脱出，面色萎黄，头晕心悸，手足发麻，舌质淡白，少苔，脉细软而数。

（2）燥热型痔疮 症状为便血鲜红，量较多，肛门肿痛，大便秘结，口干舌红，脉数有力。

（3）湿热型痔疮 症状为便血血色晦暗，量较多，肛门肿胀，糜烂滋水，疼痛，可伴有发热，头痛，大便黏滞，舌质红，苔黄腻，脉滑数。

（4）热毒型痔疮 症状为肛门剧痛肿胀，痔核紫暗坏死，腐肉不脱，脓血腥臭，排便困难，肛门脱出，伴壮热头痛，汗出口渴，舌质红黄腻，脉洪数、弦数。

（5）瘀结型痔疮 症状为便血或有或无，血色或红或暗，肛门坠胀，肿块紫暗或发黑，排便困难，舌质紫暗，脉有力见涩。

（6）气虚型痔疮 症状为见便血血色淡，肛门潮湿有黏液，便后肿物脱出，伴有身困乏力，瘦弱，脉无力，舌淡少苔。

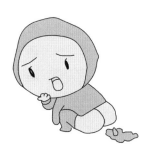

茶疗法

（一）槐叶茶

组 成 槐花30克，槐叶30克。

制法用法 将上述材料放入保温杯中，用沸水冲泡，加盖闷15分钟后，代茶饮用。每日1剂。

功效主治 凉血止血，清热消肿。适用于痔疮，或肠风下血。

（二）木耳芝麻茶

组　成 黑木耳60克，黑芝麻60克。

制法用法 将木耳与芝麻各分为两半，一半炒热，一半生用。每次各取15克，放入保温杯中，再取生地榆10克，煎汤取汁（沸水）冲泡，加盖闷15分钟，调入白糖20克。代茶饮用。每日1~2次。

功效主治 凉血止血，润肠通便。适用于痔疮便血及肠风下血。

（三）木耳柿饼茶

组　成 黑木耳25克，柿饼30克。

制法用法 将上述材料放入清水中浸泡半小时，然后加适量水煎沸后，闷泡15分钟，代茶饮用，在1日内饮尽。每日1剂。木耳、柿饼可吃下，连服10~15日。

功效主治 滋养脾胃，和血养营。适用于痔疮出血和大便干结。

（四）茶叶蜈蚣散

组　成 茶叶10克，蜈蚣5克。

制法用法 将上述2味炙至香熟，捣细过筛，备用。先用甘草水洗患处，然后将药末敷上。每日1或2次。

功效主治 消炎祛风，通络消肿。适用于痔疮。

（五）苓菊茶

组　成 野菊花30克，土茯苓30克，紫草15克。

制法用法 将上述材料共研为粗末，放入保温杯中，用沸水冲泡，加盖闷20分钟，代茶饮用。每日1剂。

功效主治 清热利湿，凉血解毒。适用于痔疮、丹毒。

（六）槐银茶

| 组　　成 | 槐花30克，仙鹤草30克，金银花藤30克。 |

| 制法用法 | 将上述材料共捣碎，放入茶壶中，以沸水冲泡，加盖闷15～20分钟，或加水煎汤，取汁，代茶饮用。每日1剂。 |

| 功效主治 | 清热解毒，凉血止血。适用于痔疮出血。 |

注意事项

（1）合理调配饮食　既能够增加食欲，纠正便秘改善胃肠功能，也能够养成定时排便的习惯。日常饮食中可多食用蔬菜、水果、豆类等含维生素和纤维素较多的饮食，少食辛辣刺激性的食物。

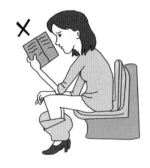

（2）养成定时排便的习惯　有人认为晨起喝1杯凉开水能够刺激胃肠运动，预防便秘。另外，晨起参加多种体育活动，如跑步、做操、打太极拳等均可以预防便秘。当有便意时不要忍着不去大便，因为久忍大便可能引起习惯性便秘。排便时蹲厕时间过长，或是看报纸，或过分用力，这些都是不良的排便习惯，应加以纠正。

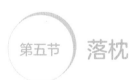 第五节　落枕

落枕，又名颈肌劳损。无论男女老幼都能发生，是临床较见多发病。

临床表现

颈项部疼痛，强直，酸胀，转侧失灵，强转侧则痛。轻者可以自行痊愈，重者可延至数周。

茶疗法

（一）葛参茶

组　成　葛根15克，丹参15克，延胡索15克。

制法用法　将上述材料共研为粗末，放入保温杯中，用沸水冲泡，加盖闷30分钟；或加水煎汤取汁，代茶饮用。每日1剂。

功效主治　疏风活血，通络止痛。适用于落枕。

（二）葛根茶

组　成　葛根12克，赤芍12克，桂枝10克，麻黄5克，甘草2克。

制法用法　将上述材料共研为粗末，放入保温杯中，用沸水冲泡，加盖闷10分钟，代茶温饮。每日1剂。温服后，盖被取微汗。

功效主治　辛温解表，温经止痛。适用于落枕。

（三）落枕灵茶

组　成　柴胡10克，枳实10克，白芍10克，制香附10克，广郁金10克，延胡索10克，红花10克，制乳香6克，甘草5克。

制法用法　将上述材料共研为粗末，放入保温杯中，用沸水冲泡，加盖闷30分钟，代茶温饮。每日1剂。

功效主治　疏肝理气解郁，活血化瘀止痛。适用于落枕。

（四）一味葛根茶

组　成　葛根15克。

制法用法　将葛根研为粗末，置于茶杯中，用沸水冲泡，加盖闷15分钟，代茶温饮。每日1剂。

功效主治 祛风散寒,舒筋活络。适用于落枕、颈项强直疼痛。

(五)当归止痛茶

组　成 当归15克,延胡索15克,川芎6克。

制法用法 将上述材料共研为粗末,放入保温杯中,倒入沸水,加盖闷30分钟,代茶温饮。每日1剂。

功效主治 活血化瘀,理气止痛。适用于落枕。

(六)丹参白芍茶

组　成 丹参10克,当归10克,葛根10克,白芍30克,甘草6克。

制法用法 将上述材料共研为粗末,放入保温杯中,用沸水冲泡,加盖闷30分钟,代茶温饮。每日1剂。

功效主治 活血祛风,缓痉止痛。适用于落枕。

注意事项

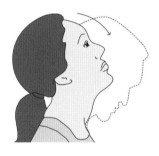

(1)治疗过程中,应当有意识地放松颈部肌肉,疼痛缓解后,需积极进行颈部的功能活动,可作头颈的前屈、俯仰、左右旋转动作,以舒筋活络。

(2)睡眠时枕头应合适,不能过高、过低、过硬,避免颈部受寒受凉,尽可能不要在床上看书、看报、看电视。枕头要放在颈项部,避免颈部受风受凉。

第八章

男科病症 茶疗法

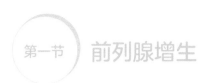

第一节　前列腺增生

前列腺增生是中老年男性常见疾病之一，随着全球人口老年化发病日渐增多。前列腺增生的发病率随年龄逐渐增加，但有增生病变时不一定有临床症状。城镇发病率高于乡村，而且种族差异也影响增生程度。

临床表现

前列腺肥大，症见小便不通或不利。如果伴见头脑晕胀，口渴，胸闷气粗，心烦，小腹胀痛，舌红苔黄，脉弦数，多为三焦火盛；咽干烦渴，呼吸急促，苔黄，脉数者，则多属肺热气壅。

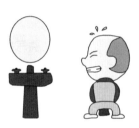

茶疗法

（一）知柏茶

组　　成　知母15克，黄柏15克，车前子15克，肉桂3克，绿茶3克。

制法用法　将前4味药加水500毫升煎至300毫升，放入绿茶，取汁分2次代茶饮用。每日1剂。

功效主治　滋阴降火，化气利水，利尿通闭。适用于前列腺肥大、尿闭、小腹胀痛。

（二）荆芥大黄茶

组　　成　荆芥5克，大黄5克。

制法用法　将上述材料共研为粗末，放入茶杯中，用沸水冲泡，加盖闷15分钟，代茶饮用。每日1剂。

功效主治 宣肺通利。适用于前列腺增生而见尿潴留、小腹急痛。

（三）参贝茶

组　成 贝母25克，苦参25克，党参25克。

制法用法 上述材料加水煎2次，合并2次煎液（约300毫升），分2次代茶饮用。每日1剂。

功效主治 化痰软坚，益气通尿。适用于前列腺增生，排尿困难。

（四）黄芪茶

组　成 黄芪100克，滑石30克，甘草20克。

制法用法 将上述材料共研为粗末，和匀，备用。每次用15克，放入茶杯中，用沸水冲泡，加盖闷30分钟，分2次代茶饮用（每次送服琥珀粉0.5克），每日1~2次。

功效主治 益气扶正，清热通闭。适用于前列腺肥大。

（五）山甲茶

组　成 穿山甲（代）180克，肉桂120克，甘草50克。

制法用法 将上述材料共研为极细末，储瓶中备用。每次用10克，放入茶杯中，以蜂蜜水（蜂蜜3克，开水150毫升）冲服，代茶顿服。每日1或2次。

功效主治 温阳化气，消炎通闭。适用于前列腺增生。

（六）木通滑石生地茶

组　成 木通9克，滑石9克，生地黄9克，车前子9克，甘草9克。

制法用法 上述材料以水煎服，每日1剂。

功效主治 清热利湿。适用于湿热蕴结膀胱而导致的前列腺增生症。

（七）双苓泽泻滑石茶

组　成 猪苓9克，茯苓9克，泽泻9克，滑石9克，阿胶9克。

制法用法 上述材料以水煎服，每日1剂。

功效主治 清热养阴，利水消肿。适用于前列腺增生症。

注意事项

（1）禁饮烈酒，少食辛辣肥甘的食物，少饮咖啡，少食柑橘、橘汁等酸性强的食品，并少食白糖及精制面粉。

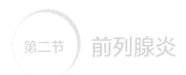

（2）多食新鲜水果、蔬菜、粗粮以及大豆制品，多食蜂蜜以保持大便顺畅，适量食用牛肉、鸡蛋。

（3）服食种子类食物，如南瓜子、葵花子等，每日食用，数量不拘。

（4）绿豆不拘多寡，煮烂成粥，放凉后随意食用，对膀胱有热，排尿涩痛者尤为适用。

（5）不能因为尿频而减少饮水量，多饮水可稀释尿液，避免引起泌尿系感染及形成膀胱结石。饮水应以凉开水为佳，少饮浓茶。

（6）避免久坐，时常久坐会患痔疮等病，又易使会阴部充血，引起排尿困难，时常参加文体活动及气功锻炼等，有助于减轻症状。

第二节　前列腺炎

前列腺炎是指由多种复杂原因导致，以尿道刺激症状和慢性盆腔疼痛为主要临床表现的前列腺疾病。前列腺炎属于泌尿外科的常见病，在泌尿外科50岁以下男性患者中占首位。

临床表现

尿急、尿频、尿痛，终至血尿，尿道口常常有乳白色或无色黏性分泌物，晨起时有的可被黏液封闭尿道口。急性期往往伴有恶寒发热，头痛乏力，腰骶部、会阴区有坠胀不适感，以及性欲减退、遗精。尿中可有大量白细胞。

茶疗法

（一）大黄桃仁茶

组　成　大黄5克，桃仁5克，牡丹皮10克，瓜子仁10克。

制法用法　将上述材料共研为粗末，放入保温杯中，用沸水冲泡，加盖闷5～10分钟，代茶饮用。每日1剂。

功效主治　泻热破积，活血化瘀。适用于气滞血瘀型慢性前列腺炎。

（二）爵床草茶

组　成　鲜爵床草50克（干品减半），车前草15克。

制法用法　将上述材料洗净，切碎，放入茶壶中，用沸水冲泡，加盖闷15～20分钟，代茶饮用。每日1剂。

功效主治　清热利水，解毒通淋。适用于前列腺炎。

（三）枸杞子茶（一）

组　成　枸杞子15克，绿茶3克。

制法用法　将上述材料放入茶杯中，用沸水冲泡，加盖闷5～10分钟，代茶饮用。每日1剂。

功效主治　补肾益精，养肝明目。适用于阴虚型前列腺炎。

（四）通草茶（二）

组　成　绿茶1～2克，通草5～10克，小麦25克。

制法用法　将后2味药加水350毫升，煎沸15分钟，加入绿茶，继续煎沸3分钟，取汁，代茶饮用。可复煎，续服。每日1剂。

功效主治　利水通淋。适用于前列腺炎、泌尿系感染、水肿。

（五）杉树脂茶

组　成　杉树脂30克，白糖30克。

制法用法　将杉树脂加水煎2次，合并煎液500毫升，调入白糖，分2次代茶饮用。每日1剂。

功效主治　清热除烦，散痰止痛。适用于前列腺炎。

（六）山地苁蓉茶

组　成　山药20克，生地黄20克，肉苁蓉15克。

制法用法　将上述材料共研为粗末，放入保温杯中，用沸水冲泡，加盖闷30分钟，代茶饮用。每日1剂。

功效主治　补肾益精。适用于肾虚型慢性前列腺炎。

（七）前列清茶

组　成　黄花鱼耳石15克，当归15克。

制法用法　将上述材料加水煎沸10～15分钟，取汁，代茶饮用。每日1剂，复加水煎1次。

功效主治　消炎通淋，活血化瘀。适用于急、慢性前列腺炎。

（八）龙胆草茶（二）

组　成　龙胆草30克，大黄3克，车前子6克，绿茶3克。

制法用法　将上述材料共研为粗末，放入保温杯中，用沸水冲泡，加盖闷10分钟，代茶饮用。每日1剂。

功效主治　清热泻火，利尿通淋。适用于急性前列腺炎。

注意事项

（1）注意自我保健，加强体育锻炼，预防感冒，积极治疗身体其他部位的感染，增强机体抗病力。

（2）清淡饮食，禁酒及辛辣刺激的食物，以免引起前列腺充血；节制房事，禁忌性交中断，可减少前列腺充血。

（3）适量运动，不宜长时间骑马、骑车以及久坐，办公室工作人员每隔1～2小时应站起来活动一会儿，以减轻前列腺充血。

（4）每日睡前热水坐浴，定期进行前列腺按摩，可以促进血液循环，有利炎性分泌物排出。

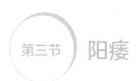

第三节 阳痿

阳痿（勃起功能障碍）是指在试图性交时有50%以上的概率开始就无法勃起，或者勃起不能持久，或勃起中断。阴茎完全无法勃起者称为完全性阳痿，阴茎虽能勃起但不具有性交需要的足够硬度者称为不完全性阳痿。

临床表现

（1）肝气郁结型　症状为不能勃起，性欲下降，情志不畅，伴有胸胁胀满或疼痛不适，善太息，纳寐差，舌淡苔薄，脉弦。

（2）湿热下注型　症状为不能勃起或勃起不坚或不久，小便黄，灼热疼痛，尿频尿急，阴囊潮湿，会阴部胀痛，血精，大便不成形，口干口苦，舌质红，苔薄黄或厚腻，脉滑数。

（3）瘀血阻络型　症状为不能勃起，伴有外伤，少腹部或者睾丸疼痛，舌质紫暗或有瘀斑，脉沉涩。

（4）命门火衰型　症状为不能勃起或勃起不坚，性欲低下，精神不振，头晕耳鸣，腰膝酸软，畏寒肢冷，早泄，舌质淡或胖或齿痕，苔薄白，脉沉缓。

（5）肾阴亏虚型　症状为不能勃起或者不坚，性欲望强烈，阴茎短小，腰膝酸软，多梦，盗汗，手足心出

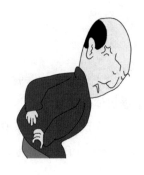

汗，遗精，早泄，舌质红，苔少，脉细数。

（6）痰湿阻络型　症状为阴茎不能勃起或不坚，性欲减退，头晕目眩，痰多，口中黏腻，四肢乏力，形体肥胖，舌质淡，苔白腻，脉沉滑。

茶疗法

（一）温肾固精茶

组　　成　胡芦巴60克，补骨脂30克，菟丝子30克，山茱萸适量。

制法用法　将上述前3味药共研为粗末，和匀，备用。每次取30克加入山茱萸6克，放入保温杯中，以沸水冲泡，加盖闷30分钟，代茶饮用。每日1剂。

功效主治　温肾固精。适用于小便频数、遗尿、阳痿、遗精、腰膝冷痛。

（二）益肾固精茶

组　　成　淫羊藿15克，熟地黄15克，巴戟天12克，泽泻9克，山茱萸10克。

制法用法　将上述前4味药共研为粗末，与山茱萸一起放入保温杯中，用沸水冲泡，加盖闷20分钟，代茶频饮。每日1剂。

功效主治　益肾固精。适用于阳痿。

（三）温肾抗痿茶

组　　成　仙茅30克，补骨脂30克，菟丝子30克，云茯苓20克，白芍20克，蜈蚣15克，红茶6克。

制法用法　将上述材料共研为粗末，和匀，备用。每次用30克，放入保温杯中，用沸水冲泡，加盖闷30分钟，调入白酒（或黄酒）30毫升，代茶频饮。每日1次。

功效主治　温肾壮阳，柔肝抗痿。适用于阳痿。

（四）细辛茶

组　　成　细辛5克。

制法用法　将细辛研为粗末，置于茶杯中，用沸水冲泡，加盖闷15分钟，代茶饮用。每日1剂，可复泡2次。

功效主治 温经散寒。适用于阳痿。

（五）龙胆抗痿茶

组　成 龙胆草100克，泽泻80克，车前子80克，木通30克，牛膝30克，绿茶20克。

制法用法 将上述材料共研为粗末，和匀，备用。每次用15克放入保温杯中，用沸水冲泡，加盖闷20～30分钟，调入黄酒（或白酒）30毫升，代茶顿饮。每日2次。

功效主治 清热利湿，宗筋复常。适用于湿热型阳痿。

（六）五子衍宗茶

组　成 枸杞子240克，菟丝子240克，覆盆子120克，炒车前子60克，五味子30克。

制法用法 将上述材料共研为粗末，和匀，备用。每次取40～50克，放入保温杯中，用沸水冲泡，加盖闷15～30分钟，代茶饮用。

功效主治 补肾固精。适用于肾虚阳痿、遗精早泄、婚后无子，伴见腰酸眩晕、精神不振。

（七）龙眼莲子茶

组　成 龙眼肉15克，莲子15克，大枣10枚。

制法用法 将上述材料加水1000毫升，用文火煮沸1小时，喝汤食用，代茶饮用。每日1剂。

功效主治 补脾益肾，养心安神。适用于惊恐伤肾型阳痿。

（八）桃红黄芪茶

组　成 桃仁10克，红花10克，黄芪30克，丹参30克，川芎15克，赤芍15克，牛膝15克。

制法用法 将上述材料各以10倍量共研为粗末，和匀，备用。每次用30克，放入保温杯中，用沸水冲泡，加盖闷30分钟，调入白酒30毫升，代茶频饮。每日2～3次。

`功效主治` 益气活血，散瘀通阳。适用于老年人阳痿。

（九）枸杞山药茶

`组　成` 枸杞子30克，生山药25克。

`制法用法` 将上述材料加水煎汤，取汁，代茶饮用。每日1剂。

`功效主治` 滋补肾阴，益气补脾。适用于阳痿。

（十）合欢枸杞茶

`组　成` 合欢花10克，枸杞子10克，麦饭石20克。

`制法用法` 将合欢花、枸杞子分别洗净，与麦饭石一起放入锅中，加水稍加煎煮，代茶频饮，宜时常饮用。

`功效主治` 舒解郁结，缓和紧张，减轻疲劳。适用于精神性勃起功能障碍等。

（十一）虾米茶

`组　成` 虾米10克，白糖适量。

`制法用法` 将新鲜虾米洗净后拌上少量精盐，待水烧开，入锅内煮熟，捞出晒干，去掉虾壳，每服10克，开水冲泡，加白糖闷5分钟。代茶饮服，每日2剂。

`功效主治` 壮肾阳，祛疲劳。适用于肾虚勃起功能障碍。

注意事项

（1）以软食为主，适当地进食滋养性食物，包括蛋类、骨汤、莲子、核桃等。

（2）阳痿患者应进食壮阳食物，如麻雀、麻雀蛋、鹌鹑蛋、狗肉、鸡肉、韭菜、生姜、海虾、海马、羊肾、乌龟、泥鳅、河虾、海参、金樱子、蛇床子等。

（3）宜补充锌，含锌较多的食物有牡蛎、牛肉、鸡肝、蛋、花生米等。

（4）阳痿患者可多吃动物内脏。

（5）宜常吃含精氨酸较多的食物，例如山药、银杏、鳝鱼、海参、墨鱼、章鱼等。

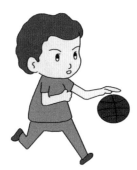

（6）阳痿患者不宜酗酒。

（7）禁食肥腻、过甜、过咸的食物。

（8）有助于"壮阳"的运动有打球、散步、游泳、健身等，唯一"有错"的运动是骑自行车——它反而会增加患阳痿的几率。

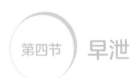

早泄是最常见的射精功能障碍，性交开始即行排精，甚至性交前即泄精，不能进行正常性生活，发病率占成年男子的1/3以上。

临床表现

早泄，是行房时阴茎尚未接触或刚接触女方外阴或阴茎全插入阴道，却在很短时间内便发生射精，随后阴茎疲软，无法进行性交，可有或无性高潮的现象。常伴有腰腹背痛，神疲乏力。

茶疗法

（一）双子茶

组　成　菟丝子15克，金樱子9克。

制法用法　将上述材料放入茶杯中，倒入沸水，加盖闷30分钟，代茶饮用。每日1剂。

功效主治　补肾固精。适用于肾气不固型早泄。

（二）双龙茶

组 成 龙胆草15克，龙骨10克，芡实10克。

制法用法 将龙骨放入砂锅中，加水适量煎沸20分钟，加入龙胆草、芡实再煎沸30分钟，取汁，代茶饮用。每日1剂。

功效主治 泻火利湿，益肾固精。适用于相火炽盛型早泄。

（三）巴戟天茶

组 成 巴戟天15克，五味子6克。

制法用法 将上述材料共研为粗末，放入保温杯中，用沸水冲泡，加盖闷30分钟，代茶饮用。每日1剂。

功效主治 补肾壮阳涩精。适用于肾气不固型早泄。

（四）桑螵蛸茶

组 成 桑螵蛸12克。

制法用法 将桑螵蛸研为粗末，放入茶杯中，用沸水冲泡，代茶饮用。每日1剂。

功效主治 益肾固精。适用于肾气不固型早泄。

（五）枸杞子茶（二）

组 成 枸杞子15克，五味子6克，金樱子5克。

制法用法 将上述材料放入保温杯中，用沸水冲泡，加盖闷30分钟。代茶饮用。每日1剂。

功效主治 滋肾固精。适用于早泄、遗精。

（六）龙眼枣仁茶（二）

组 成 龙眼肉10克，炒枣仁10克，芡实12克。

制法用法 将上3味水煎取汁，代茶饮用。每日1剂，连服5~7日。

功效主治 益气健脾，补心安神。适用于心脾两虚型早泄。

（七）女贞知母茶

组　　成	女贞子10克，知母10克，黄柏10克，天冬10克。
制法用法	将上述材料共研为粗末，放入保温杯中，用沸水冲泡，加盖闷30分钟，代茶饮用。每日1剂。
功效主治	滋阴补肾，清热降火。适用于阴虚火旺型早泄。

注意事项

（1）正确认识和对待性生活　夫妻双方应正确地学习掌握有关性的知识，了解男女之间性反应的生理性差异，消除误会，恰当掌握性生活中的必要性技巧。

（2）性交前的情绪正常与否，对射精快慢有极大的影响。情绪激动和紧张，常常会导致早泄。性交动作幅度过大，增强刺激强度，常加速射精，因此要双方合作。

（3）早泄的保健方法　避免手淫，节制房事，有利于防治早泄。不得色情放纵，情思过度，克服过度手淫的不良习惯，做到房事有节，起居有常。

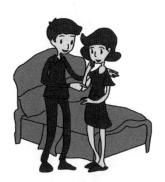

（4）戒酒，避免辛辣刺激。多食用海鲜、豆制品、鱼虾等助阳填精食品，增强体质。

（5）积极治疗可能引起早泄的各种器质性疾病，从根本上杜绝早泄的发生。

第五节　遗精

遗精是指不因性交而精液自行外泄的一种疾病。有梦而遗精者，名为遗精，无梦而遗精者，甚则醒时精液流出者，称为滑精。因为系精液外泄，所以统称为遗精。是男性常见多发病。

临床表现

遗精次数过频，每周2次以上，或梦时而遗，或醒时外溢。并伴精神萎靡，腰酸腿软，心慌气喘等症状者，属于病理性遗精。若成年男子，偶尔有遗精，通常每周不超过2次，且次日无任何不适者，则属于生理现象。

茶疗法

（一）泽泻茶

组　　成　泽泻12克，绿茶3克。

制法用法　将上述材料共研为粗末，放入保温杯中，用沸水冲泡，加盖闷15分钟，分2次代茶饮用。每日1剂。

功效主治　清热利湿止遗。适用于湿热型遗精。

（二）樱萹茶

组　　成　金樱子30克，萹蓄30克（鲜品60克）。

制法用法　将上述材料共捣碎，放入茶杯中，以沸水冲泡，加盖闷30分钟，代茶饮用。每日1剂。

功效主治　清湿热，固肾精。适用于遗精。

（三）固精茶

组　　成　补骨脂10克，菟丝子10克，金樱子10克，芡实10克。

制法用法　将上述材料共研为粗末，放入保温杯中，用沸水冲泡，加盖闷30分钟，代茶饮用。每日1剂。

功效主治　温肾固精。适用于肾阳虚型遗精。

（四）连桂茶

组　　成　黄连3克，肉桂3克，甘草6克。

制法用法　将上述材料共研为粗末，放入茶杯中，倒入沸水，加盖闷20分钟，代茶饮用（临睡顿服）。每日1剂。

> **功效主治** 清热泻火，交通心肾。适用于心肾不交型遗精。

（五）莲子冰糖茶

> **组　成** 茶叶10克，莲子（带心）50克，冰糖30克。

> **制法用法** 先将莲子用温水浸泡数小时，与冰糖一同加水炖烂熟，再用沸水冲泡茶叶，取汁调入，和匀，代茶饮用（喝汤食莲子）。每日1剂。

> **功效主治** 养心益肾，清热安神，健脾止泻。适用于心火上炎导致的五心烦热、口苦咽干、心悸怔忡、失眠多梦、泄泻遗精等。

（六）二根百合茶

> **组　成** 月季花根30克，芍药根10克，百合15克。

> **制法用法** 将月季花根、芍药根、百合分别洗净，置于锅中，加水煎汤，每日代茶饮。

> **功效主治** 活血养血，敛阴安神。适用于遗精。

（七）益智仁茶

> **组　成** 益智仁50克。

> **制法用法** 将益智仁洗净，置于锅中，加水煎汤，去渣取汁，代茶频饮，每日1次。

> **功效主治** 暖肾止遗。适用于遗精、遗尿等。

注意事项

（1）少进烟、酒、茶、咖啡、葱蒜辛辣等刺激性物品。不宜用烫水洗澡，睡时宜屈膝侧卧位，被褥不需过厚，内裤不宜过紧。

（2）遗精时不要中途忍精，不能用手捏住阴茎不使精液流出，避免败精贮留精宫，变生他病。遗精后不要受凉，更不能用冷水洗涤，以防寒邪乘虚而入。

（3）不看色情书画、录像、电影、电视，禁止手淫。适当参加体育活动、体力劳动和文娱活动，增强体质，陶冶情操。

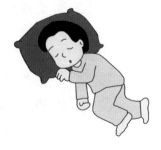

（4）成人未婚或婚后久别1~2周发生一次遗精，遗精后并无不适，这是生理现象。无需为此忧心忡忡，背上思想包袱，自寻烦恼。

（5）遗精发生后，应在医生指导下进行相关检查，找出致病原因，及时治疗。

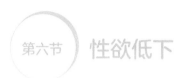

第六节　性欲低下

性欲低下，是指男性性行为表达水平降低以及性活动能力减退，性欲受到不同程度抑制的一种病理现象。在中老年人中较为常见。

临床表现

性欲低下表现为患者主动性行为要求减少或缺乏。即使在一般的色情场所也缺乏性兴趣是本病的主要特征。患者的性活动频率降低，并引起与性伴侣的情感不和，有些人仍然时常有性活动，但只是为了取悦配偶或者是被迫去做。患者在性的操作上没有障碍，仅是对性活动比较淡漠。若是由于情感不和造成的性欲缺乏，则患者对性配偶几乎没有性欲望，而对其他人则性欲望正常甚至更为强烈。

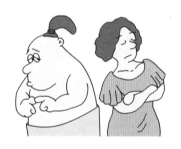

茶疗法

（一）人参茶

组　　成　人参15克，茶叶6克。

> **制法用法** 先将人参加水煎沸30分钟，加入茶叶继续煎沸3~5分钟，代茶饮用。每日1剂。如果味浓再倒入沸水，直至冲味淡为止。
>
> **功效主治** 补气助阳。适用于因肾阳不足导致的性欲低下、阳痿，伴有神疲乏力、气短懒言、畏寒肢冷、腰酸腿软、舌淡、脉沉迟。

（二）淫巴茶

> **组　成** 淫羊藿5克，巴戟天5克，鹿角霜5克，茶叶1.5克。
>
> **制法用法** 将上述材料共研为粗末，放入保温杯中，用沸水冲泡，加盖闷30分钟，调入白酒30毫升。代茶温饮。每日1剂。
>
> **功效主治** 温肾壮阳。适用于性欲低下、阳痿。

（三）五味苁蓉茶

> **组　成** 肉苁蓉30克，五味子30克，菟丝子30克，远志30克，蛇床子30克，茶叶15克。
>
> **制法用法** 将上述材料共研为粗末，和匀，备用。每次取6克，放入茶杯中，用沸水冲泡，加盖闷15分钟，在每晚睡前空腹时，代茶顿饮。每日1次。
>
> **功效主治** 温肾助阳，敛精安神。适用于性欲低下、阳痿。

（四）双参茱萸茶

> **组　成** 玄参90克，沙参60克，山茱萸30克，地骨皮30克，牡丹皮30克。
>
> **制法用法** 将上述材料用水煎服，每日1剂，分2次服。
>
> **功效主治** 滋阴泻火，清热软坚。适用于阴茎异常勃起。

（五）三黄栀子茶

> **组　成** 黄连9克，黄芩6克，黄柏6克，栀子9克。
>
> **制法用法** 将上述材料用水煎服，每日1剂，分2次服。
>
> **功效主治** 清热泻火解毒。适用于三焦热盛、邪灼宗筋导致的阴茎异常勃起。

注意事项

（1）性生活时应消除顾虑，性欲低下并不意味着完全消失，暂时消失并不意味着永久消失，只要能够正确认识和理解这种生理变化，做好心理调节，同样可以使性关系和好如初。

（2）使用脱敏治疗，对于那些解不开而造成干扰的心理困惑，应再三地重复提及。反复提出这一问题，能够使它对自己的影响逐步减少乃至消失。

（3）要消除压力，通过集中精力提高自身与对方的乐趣，寻找并消除性欲低下的原因。

（4）拥有良好的心态及情绪，需要畅谈内心感受，在面对医生时能够自由表达心中的畏惧、愤怒、悲痛、焦虑以及其他令人不适的情绪，有助于清理自己头脑中的混乱和干扰，是减弱消极影响的关键一步。

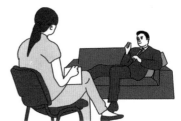

第九章

防癌抗癌茶疗法

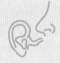

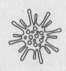

- 喉癌
- 鼻咽癌
- 食管癌
- 肺癌
- 乳腺癌
- 大肠癌
- 膀胱癌
- 白血病

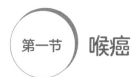

第一节 喉癌

喉癌分原发性与继发性两种。原发性喉癌指原发部位在喉部的肿瘤，以鳞状细胞癌最常见。继发性喉癌指来自其他部位的恶性肿瘤转移至喉部，比较少见。

临床表现

患者一般以声音嘶哑为首发症状，有些患者最初则出现喉部异物感。当喉癌变大时，可出现疼痛及呼吸、吞咽困难，表明喉癌已经发展到了一定的程度。若喉癌继续发展，会使咳嗽、咳痰增多，痰中带血。口臭，颈部淋巴结肿大。

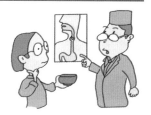

茶疗法

（一）山豆根龙葵薄荷茶

组　成 山豆根30克，龙葵30克，夏枯草30克，嫩薄荷3克。

制法用法 将上述材料水煎，分2次服用。每日1剂。

功效主治 清热解毒。适用于喉癌。

（二）菝葜猪苓茶

组　成 菝葜30～60克，生薏苡仁30～60克，猪苓30克。

制法用法 将上述材料水煎，分2次服用，每日1剂。

功效主治 清热利湿。适用于喉癌。

（三）薏苡仁刀豆竹叶茶

组　成 生薏苡仁60克，刀豆子60克，白茯苓30克，淡竹叶30克。

制法用法 将上述材料水煎，分2次服用，每日1剂。

功效主治 清热利湿。适用于喉癌。

（四）山豆根大青叶玄参茶

组　成 开金锁30克，山豆根15克，大青叶15克，玄参15克。

制法用法 将上述材料用水煎服，每日1剂。

功效主治 清热解毒，利咽止痛。适用于喉癌。

（五）岩珠玄参茶

组　成 岩珠9克，玄参9克，灯笼草9克，石韦9克，鱼鳖草18克。

制法用法 将上述材料用水煎服，每日1剂。

功效主治 清热解毒，利咽化浊。适用于喉癌。

注意事项

（1）手术疗法后，需注意空气清洁与湿度、温度，保护气管切口，定期清洁气管导管，防止对气管和肺部损害。

（2）预防感冒。

（3）戒烟酒，术后不得进食刺激性食物。

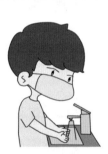

（4）对怀疑有喉癌症状者，应定期复查，特别是对50岁以上，有咽异物感，久病声嘶难愈，痰中带血等症状者，应仔细详查和定期复查。

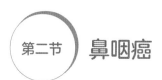

鼻咽癌

鼻咽癌是指发生于鼻咽腔顶部与侧壁的恶性肿瘤。是我国高发恶性肿瘤之一，发病率为耳鼻咽喉恶性肿瘤之首。

临床表现

首发症状常为鼻阻塞及咽鼓管阻塞。中耳积液、鼻涕带血或鼻出血也是常见症状。癌症扩散可引起颈淋巴结肿大。

茶疗法

（一）石竹茶

组 成	石竹30～60克。
制法用法	将石竹洗净，入锅，加水适量，煎煮30分钟，去渣留汁即可。代茶频饮，当日饮完。
功效主治	活血化瘀，清热利尿。适用于气滞血瘀型鼻咽癌。

（二）桑菊枸杞决明茶

组 成	桑叶9克，菊花9克，枸杞子9克，决明子6克。
制法用法	将上述4味洗净，入锅，加水适量，大火煮沸，改小火煎煮30分钟，去渣取汁即可。上下午分服。
功效主治	清热泻火，平肝解毒。适用于邪毒肺热型鼻咽癌、头痛头晕、视物模糊、口苦咽干、心烦失眠、颧部潮红等症。

（三）公英二根茶

组　成　蒲公英30克，白茅根50克，芦根50克。

制法用法　将上述3味分别拣杂，洗净，晾干或晒干，切碎，一同放入砂锅，加水足量，浸泡透后，煎煮30分钟，用洁净纱布过滤，去渣，收取滤汁放入容器中即可。代茶频饮，早晚2次分服。

功效主治　清热凉血，防癌抗癌。适用于鼻咽癌患者涕中带血症。

（四）金银花菊花茶

组　成　金银花30克，白菊花10克，绿豆50克。

制法用法　将金银花、白菊花洗净，一同放入砂锅，加水浸泡片刻，煎煮15分钟，过滤去渣，取汁，备用。将绿豆清洗干净，放入砂锅，加水足量，大火煮沸，改用小火煨煮1小时，等到绿豆熟烂如酥，汤汁呈绿豆糊状时，加入金银花菊花煎汁，拌匀，再煮至沸即可。代茶饮用，早晚2次分服，也可多次分服。

功效主治　清热解毒，生津润燥。适用于热毒内炽型鼻咽癌放疗后腔内黏膜充血水肿、渗出增加、排出困难等症。

（五）西洋参山栀茶

组　成　西洋参60克，山栀40克。

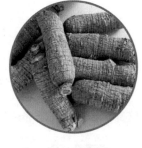

制法用法　将西洋参切片备用。每天取3克西洋参、2克山栀置于茶杯中，用沸水冲泡，加盖闷10分钟后便可饮用。代茶频饮，通常可冲泡3～5次，当天饮完，于放疗前2周开始直至放疗结束。

功效主治　补养肺阴，清泄虚火，减轻放疗反应。适用于防治鼻咽癌等癌症放疗引起的口鼻咽部放射性反应。

注意事项

（1）尽量避免接受污染较重的外界空气环境。因为鼻咽部是外界空气进入肺部的必经之路，有害的气体进入肺部前首先会侵害鼻咽部。

（2）戒掉烟酒。

（3）注意饮食结构，不能偏食，要多吃蔬菜，水果等含有大量维生素的食物。少吃或不吃咸鱼、腌肉等。

第三节 食管癌

食管癌是常见的消化道肿瘤，全世界每年大约有30万人死于食管癌。其发病率及死亡率各国差异很大。我国是世界上食管癌高发地区之一，每年平均病死约为15万人。男多于女，发病年龄多在40岁以上。

临床表现

（1）津亏血枯型　症状为进食梗涩难下，甚至水饮难咽，形体消瘦，口干咽燥，五心烦热，大便秘结，舌质红干，或带裂纹，无苔或薄黄苔，脉弦细。

（2）气虚阳微型　症状为饮食难下，泛吐清涎，形体消瘦，面色泛白，形寒肢冷，面浮足肿，舌质暗淡，苔薄白，脉沉细。

（3）痰湿内阻型　症状为吞咽梗阻，进食不畅，胸膈痞闷，并伴胸痛隐隐，疲倦乏力，纳呆，大便溏，舌质淡胖，苔白腻，脉滑。

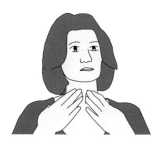

茶疗法

（一）韭菜姜乳茶

组　成　韭菜汁2杯（约300克），姜汁1杯（约150克），牛乳1杯（约150克）。

制法用法　将韭菜汁、姜汁、牛乳混合均匀即可。多次少量频频温服。

功效主治　行气止呃，温中和胃。适用于气滞型食管癌呃逆不止。

（二）豆蔻砂仁荷叶茶

组　成　白豆蔻2克，砂仁2克，荷叶半张。

制法用法　将荷叶洗净，切碎，与拣杂洗净的白豆蔻、砂仁一同放入砂锅，加足量水，大火煮沸，改用小火煨煮20分钟，使用洁净纱布过滤，取汁当茶饮用。当茶频饮，每日分2次服食，服食时视需要可温服。

功效主治　行气开胃，缓解噎膈。适用于食管癌。

（三）佛甲草荠菜茶

组　成　佛甲草120～150克，荠菜120～150克。

制法用法　将佛甲草、荠菜洗净，入锅，加适量的水，煎煮2次，每次30分钟，合并滤汁即可。上下午分服。

功效主治　清热解毒，凉血止血，消肿抗癌。适用于热毒型食管癌。

（四）箬竹嫩叶茶

组　成　箬竹嫩叶15克。

制法用法　将箬竹嫩叶洗净，晒干或烘干，置于有盖杯中，用沸水冲泡，加盖闷15分钟，即可饮用。通常可冲泡3～5次。

功效主治　抗癌解毒，利肺清热。适用于各型食管癌等多种癌症。

（五）杏仁茯苓干姜茶

组　成　杏仁4克，茯苓5克，干姜2克，甘草2克。

制法用法　将上述四味洗净同入锅中，加水适量，煎煮2次，每次30分钟，合并滤汁即可。上下午分服。

[功效主治] 化痰祛湿，和中抗癌。适用于痰湿型食管癌。

（六）绿茶菱角汤

[组　成] 绿茶0.5克，菱角60克，薏米30克。

[制法用法] 先将菱角、薏米煎汤，再泡茶饮服。

[功效主治] 抗癌，益气健脾。适用于食管癌、胃癌、子宫癌。

（七）二菱茶

[组　成] 菱茎叶30～60克，菱角壳30～60克，薏苡仁30克。

[制法用法] 将上述材料用水煎，代茶频饮。

[功效主治] 健胃，止痢，抗癌。适用于胃溃疡、食道癌及胃癌的辅助治疗。

注意事项

改变不良饮食习惯，不食用霉变食物，少吃或不吃酸菜。改良水质，减少饮水中亚硝酸盐含量。建议使用微量元素肥料，纠正土壤缺钼等微量元素状况。应用中西药物及维生素B_2治疗食管上皮增生，以阻隔癌变过程。积极治疗食管炎、食管白斑、贲门失弛缓症、食管憩室等与食管癌发生有关的疾病。易感人群监视，普及防癌知识，提高防癌意识。

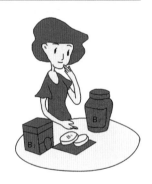

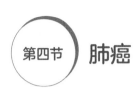

第四节　肺癌

肺癌是发病率与死亡率增长最快，对人群健康和生命威胁最大的恶性肿瘤之一。近50年来很多国家都报道肺癌的发病率和死亡率均显著增高，男性肺癌发病率和死亡率都占所有恶性肿瘤的第一位，女性发病率占第二位，死亡率占第二位。

临床表现

（1）肺郁痰热型　症状为咳嗽不畅，痰中带血，胸胁痛或胸闷气促，唇燥口干，大便秘结，舌质红或暗红、苔黄，脉弦或弦细。

（2）气虚痰湿型　症状为咳嗽痰多，胸闷短气，少气懒言，纳呆消瘦，腹胀便溏。舌质淡黯或淡红、边有齿印、苔白腻，脉濡或滑。

（3）阴虚痰热型　症状为咳嗽少痰，或干咳，咽干不适，或咯痰带血丝，胸满气急，潮热盗汗，头晕耳鸣，心烦口干，小便黄，大便干结。舌质红绛、苔光剥或舌光无苔，脉弦数无力。

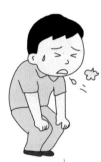

（4）气阴两虚型　症状为干咳痰少，咳声低微，或痰少带血，消瘦神倦，口干短气，目瞑失寐，烦躁心悸，纳差体乏，舌红干或嫩红、苔白干或无苔，脉沉细。

茶疗法

（一）蒲黛茶

组　　成　蒲黄5克，青黛3克，花茶3克。

制法用法　用250毫升开水冲泡后饮用，冲饮直至味淡。

功效主治　清经止血。适用于肺热衄血，吐血泻血，经量过多。

（二）郁芩茶

组　成　郁金5克，黄芩3克，赤芍3克，枳壳3克，生地黄3克，花茶3克。

制法用法　用上述材料的煎煮液400毫升泡茶饮用。

功效主治　清热除湿，疏肝解郁，祛瘀。适用于湿热郁结胁痛，口苦，烦渴，小便赤灼疼痛，肺癌。

（三）绿茶天冬汤

组　成　绿茶5克，天冬10～15克，甘草3克。

制法用法　先用水煮沸天冬和甘草，然后加绿茶再煮沸，温饮。

功效主治　养阴清热，生津润肺，抗癌。适用于癌症。

（四）郁桃茶

组　成　郁金5克，桃仁3克，瓜蒌3克，花茶3克。

制法用法　用上述材料的煎煮液350毫升泡茶饮用，冲饮至味淡。

功效主治　解郁通滞。适用于肠梗阻，便秘，肺癌。

（五）半边莲杏仁茶

组　成　半边莲100克，苦杏仁15克。

制法用法　将半边莲、苦杏仁清洗干净，半边莲晾干或晒干，切碎或切成碎小段，备用；苦杏仁直接放入清水中浸泡，泡胀后去皮尖，与半边莲一同放入砂锅，加水适量，煎煮30分钟，用洁净纱布过滤，收取滤汁贮入容器即可。早晚2次分服。

功效主治　清热解毒，防癌抗癌。适用于各类型肺癌及胃癌、宫颈癌等癌症。

（六）沙参麦冬桔梗茶

组　成　金银花30克，沙参10克，麦冬10克，桔梗10克，甘草3克，绿茶3克。

制法用法　将上述材料洗净，入锅加水适量，煎煮2次，每次30分钟，合并滤汁即可。上下午分服。

功效主治　润肺止咳，清肺化痰。适用于肺癌放疗后导致的放射性肺炎，出现干咳、痰少而黄稠，或痰中夹有血丝，口干舌燥，舌红苔黄等症。

（七）桑白皮茶

组　成 桑白皮20克。

制法用法 将桑白皮洗净，切碎，入锅加适量的水，煎煮40分钟，去渣取汁即可。上下午分服。

功效主治 清肺化痰，泻肺平喘，利水消肿。适用于痰热阻肺型肺癌及肺癌转移伴有胸水者。

（八）虫笋葫芦茶

组　成 虫蛀竹笋（虫笋）100克，陈葫芦100克，冬瓜皮50克。

制法用法 将竹笋去皮洗净，切片，与洗净的陈葫芦、冬瓜皮一同入锅中，大火煮沸，改小火煎煮40分钟，去渣取汁即可。上下午分服。

功效主治 清热化痰，利尿去渣，抗癌。适用于痰热阻肺型肺癌伴有癌性胸腹水。

注意事项

（1）禁止和控制吸烟　吸烟致肺癌的机制如今已经研究较清楚，流行病学资料和大量的动物实验业已完全证明吸烟是引起肺癌的主要因素。

（2）在粉尘污染的环境中工作者，需戴好口罩或其他防护面具以减少有害物质地吸入。

（3）减少环境污染　大气污染是一个非常重要的致肺癌因子。其中主要有3,4-苯并芘，二氧化硫、氧化氮和一氧化碳等。

（4）在精神方面，应保持精神愉快向上，不能为一些小事而闷闷不乐。

（5）饮食宜富于营养、维生素A、D，应多吃新鲜蔬菜和水果。

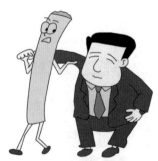

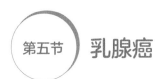

第五节 乳腺癌

乳腺癌是一种严重影响妇女身心健康甚至危害生命的最常见的恶性肿瘤之一，根据资料统计，发病率占全身各种恶性肿瘤的7%～10%，在妇女中只次于子宫癌，它的发病常与遗传有关，40～60岁之间，绝经期前后的妇女发病率比较高，仅约1%～2%的乳腺患者是男性。一般发生在乳房腺上皮组织的恶性肿瘤。

临床表现

（1）肝郁气滞型 症状为乳房肿块，质硬，肤色不变；情志不畅，心烦纳差，胸闷胁胀，经前乳胀，舌暗苔黄，脉弦或弦细。

（2）脾虚痰湿型 症状为乳房结块，质硬不平，腋下有核，面色萎黄，神疲乏力，胸闷脘胀，纳少便溏，舌质淡有齿痕，苔白腻，脉滑细。

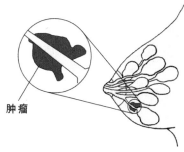

肿瘤

（3）冲任失调型 症状为经事紊乱，经前乳房胀痛，大龄未婚或婚后未生育或生育过多，或多次流产，或产后未哺乳，乳房肿块坚硬，舌淡苔薄，脉弦细。

（4）瘀毒内阻型 症状为乳中有块，质地坚硬，灼热疼痛，肤色紫暗，界限不清，触之不动，或肿块破溃，渗流血或黄水，味臭疼痛；烦闷易怒，头痛寐差，口干喜饮，便干尿黄，舌紫暗，或有瘀斑，苔黄厚而燥，脉沉涩或弦数。

（5）气血双亏型 症状为乳中有块，高低不平，似如堆粟，先腐后溃，污水时津，出血则臭，面色㿠白，头晕目眩，心跳气短，腰酸腿软，多汗寐差，尿清便溏，舌淡苔白，脉沉细。

茶疗法

（一）红茶麦芽汤

组　　成　红茶1克，麦芽25～30克（或用谷芽）。

制法用法　先将麦芽煮沸，再加红茶再煮，温服；也可先将麦芽炒黄、研末，然后和红茶一同煮服。

功效主治　健胃消食，下气，回乳。适用于乳房胀滞。

（二）绿茶蒲公英汤

组　　成　绿茶5克，蒲公英15～25克，甘草3克，蜂蜜15克。

制法用法　先加水将蒲公英、甘草煮沸，然后去渣加入绿茶、蜂蜜温饮。

功效主治　清热解毒，消痈散结，抗癌。适用于癌症，胃炎，乳腺炎，乳痈。

（三）菱茎叶薏苡仁茶

组　　成　菱茎叶或果柄、果实30～60克，薏苡仁30克。

制法用法　将上述两味洗净，入锅，加水适量，煎煮2次，每次30分钟，合并滤汁即可。代茶频饮，当日饮完。

功效主治　健脾抗癌，解热除烦。适用于各型乳腺癌。

（四）茄叶茶

组　　成　茄子叶、茎、根各30克。

制法用法　将茄子叶、茎、根洗净，同入锅中，加适量的水，大火煮沸，改小火煎煮40分钟，去渣取汁即可。上下午分服。

功效主治　行气活血，化癥消肿，抗癌。适用于气滞血瘀型乳腺癌。

注意事项

保持良好的心态非常重要，保持心情舒畅，拥有乐观、豁达的精神、坚强战胜疾病的信心。不要恐惧，只有这样，方可调动人的主观能动性，提高机体的免疫功能。调节日常生活与工作量，有规律地进行活动及锻炼，避免劳累。养成良好的饮食习惯，补充维生素E、多吃玉米可抗癌。不长期过量饮酒。

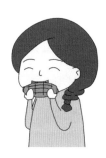

 ## 大肠癌

大肠癌是常见的恶性肿瘤，包括结肠癌与直肠癌。大肠癌的发病率从高到低依次为直肠、乙状结肠、盲肠、升结肠、降结肠以及横结肠，近年有向近端（右半结肠）发展的趋势。其发病和生活方式、遗传、大肠腺瘤等关系密切。发病年龄趋老年化，男女比例为1.65：1。

临床表现

大肠癌早期无症状，或症状不显著，仅感不适、消化不良、大便潜血等。随着癌肿发展，症状逐渐明显，表现为大便习惯改变、腹痛、便血、腹部包块、肠梗阻等，伴或不伴贫血、发热及消瘦等全身症状。肿瘤因转移、浸润可引起受累器官的改变。

茶疗法

（一）甜杏仁茶

组　成　甜杏仁6克，绿茶1克。

制法用法　将甜杏仁用冷开水迅速洗净，打碎，倒入小锅内，用中火烧沸后冲泡茶叶，加盖闷5分钟，代茶饮用。

功效主治 清利头目，润肺止渴，消食解毒。适用于预防肠癌。

（二）凤尾草荸荠茶

组　成 鲜凤尾草50克（干品用20克），荸荠100克。

制法用法 将凤尾草洗净，与洗净、切片的荸荠（连皮）一同入锅中，加水适量，煎煮40分钟，去凤尾草即可。上下午分服，吃荸荠、饮汤。

功效主治 清热化湿、凉血止血、解毒抗癌。适用于湿热蕴结型大肠癌。

（三）马齿苋白头翁茶

组　成 马齿苋30克，白头翁15克，半边莲30克，红糖15克。

制法用法 将马齿苋、白头翁、半边莲洗净，放入锅中，加水适量，煎煮2次，每次30分钟，合并滤液即可。上下午分服。

功效主治 清肠化湿，解毒抗癌。适用于湿热蕴结型大肠癌等癌症。

（四）槐角茶

组　成 槐角100克。

制法用法 将槐角洗净，放入锅中，加水适量，大火煮沸，改小火煎煮30分钟，去渣取汁即可。每日1剂，分2次服完。

功效主治 清热凉血，止血抗癌。适用于湿热蕴结型大肠癌。

（五）大黄槐花茶

组　成 生大黄4克，槐花30克，蜂蜜15克，绿茶2克。

制法用法 生大黄去杂，洗净，晾干，切成片，放入砂锅，加适量的水，煎煮5分钟，去渣，留汁，备用。锅中加槐花、茶叶，加适量的清水，煮沸，倒入生大黄煎汁，离火，稍凉，趁温热时，调拌入蜂蜜即可。早晚2次分服。

功效主治 清热化湿凉血。适用于大肠癌引起的便血、血色鲜红以及癌术后便血等症。

注意事项

（1）用药遵医嘱服药，严禁随意增减药量或停药。

（2）饮食多食蔬菜、水果以及富含维生素的食物，避免烟酒，忌食辛辣燥热的食物、少食高脂肪食物。

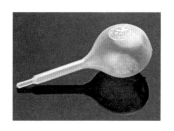

（3）适当运动，不宜过劳。

（4）生活起居避免持重以及过度用力；保持大便通畅，养成定时排便的习惯，便秘者可予以缓泻剂；保持肛门清洁，每日便后清洁肛门。

（5）情志保持积极乐观的精神，树立战胜疾病的信心，切忌悲观紧张情绪，协助患者调节心理适应过程。

（6）定期复诊遵医嘱定时复诊，如果出现进行性消瘦、大便习惯改变、大便带血时应及时就医。

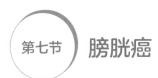

第七节　膀胱癌

> 膀胱癌是泌尿系统最常见的恶性肿瘤，发病率居于泌尿系统恶性肿瘤的首位。男女的膀胱癌发生率约为5：2。

临床表现

（1）阴虚内热型　症状为口干不欲饮，五心烦热，小便短赤，大便干结，腰骶部疼痛，低烧，消瘦，舌质红，苔薄，脉细数。

（2）肾气虚弱型　症状为小便不通，或淋漓不畅，排出无力，腰痛乏力，舌质淡，苔薄白，脉细。

（3）肝郁气滞型　症状为情志抑郁，或多烦易怒，小便不通或通而不畅，血尿，腰痛，胁腹胀痛，苔薄或薄黄，舌红、脉弦。

（4）肺热壅盛型　症状为小便不通或不畅，血尿，发热，咳嗽，咽干痛，呼吸急促，烦渴欲饮，苔薄黄，脉数。

（5）脾肾两虚型　症状为腰痛、腹胀、腰腹部肿块，血尿，纳差，恶心呕吐，消瘦，面色白，虚弱气短，舌质淡，苔薄白，脉沉细无力或弱。

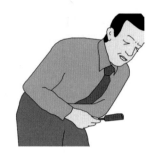

（6）脾气虚弱型　症状为小便欲解而不得出，或量少而不爽利，血尿，肢体倦怠乏力，肌肉消瘦，大便溏泄，纳呆乏味，气短言微等，舌质淡，苔白，脉沉无力。

（7）瘀血内阻型　症状为面色晦暗，腰腹痛，腰腹部肿块，肾区憋胀不适，舌质紫黯或斑瘀点，苔薄黄，脉弦或涩或结代。

（8）湿热下注型　症状为小便不得出，或小便量少热赤，尿急尿频尿痛，血尿，小腹胀满，腰背酸痛，下肢浮肿，口苦口黏，或口渴不欲饮，舌苔黄腻，脉滑数或弦数。

茶疗法

（一）棉花根茶

组　成　棉花根50克。

制法用法　将棉花根洗净，切成小段，入锅加适量的水，煎煮30分钟，去渣取汁即可。早中晚3次分服。

功效主治　补虚抗癌、祛痰平喘。适用于各型膀胱癌、肝癌、肺癌、胃癌、食管癌及精原细胞瘤等。

（二）茵陈白茅根茶

组　成　茵陈30克，鲜白茅根60克，冰糖适量。

制法用法　将茵陈、白茅根分别用水洗净。将茵陈、白茅根置于砂锅内，加水500克，浓煎，去渣，加冰糖少许即可。代茶频饮，每日1剂。

功效主治　清热利湿，凉血止血。适用于血热迫血妄行型膀胱癌尿血。

（三）金银花车前草茶

组　　成　金银花60克，车前草（全草）50克。

制法用法　将金银花、车前草（全草）分别拣杂，洗净，晾干或晒干，切成小碎段或切碎，一同放入砂锅，加适量的水，浸泡片刻后，煎2次，每次30分钟，混合2次煎液，用洁净纱布过滤，去渣，收取滤汁倒入砂锅，用小火浓缩至200克即可。每日2次，每次100克，温服。

功效主治　清热解毒，通淋化湿。适用于膀胱癌并发尿路感染，出现尿频、尿急、尿痛等症。

（四）土茯苓茶（二）

组　　成　土茯苓100克，绿茶5克。

制法用法　将土茯苓拣杂，洗净，晒干或烘干，切成片，放入砂锅，加水浸泡片刻，煎2次，每次30分钟，混合2次煎液，过滤去渣，收取滤汁倒入砂锅，用小火浓缩至200克，趁势加入绿茶，加盖闷10分钟，即可饮用。每日2次，每次100克，温服。

功效主治　清热解毒，抗癌防癌。适用于热毒内积型膀胱癌等。

（五）天葵石韦茶

组　　成　紫背天葵（天葵）30克，石韦15克，绿茶3克。

制法用法　将前2味分别拣杂，洗净，晾干或晒干，切碎或切成小碎段，一同放入砂锅，加水浸泡一会儿，煎30分钟，用洁净纱布过滤，收取滤汁放入容器，小火煮沸，加入绿茶，加盖闷15分钟，即可饮用。当茶，分2次服食，频频饮用。

功效主治　清热解毒，抗癌利湿。适用于热毒内积型膀胱癌等。

（六）葵髓茶

组　　成　向日葵杆内髓芯30克。

制法用法　将上述材料煎水代茶频饮。

功效主治　抗癌，利尿通淋。适用于癌症的辅助治疗。

注意事项

（1）注意饮食，生活有规律，多喝清茶，癌症患者大多是酸性体质，尽可能少吃肉类、腌熏、辣椒、花椒、霉变的食品，多吃蔬菜与水果等碱性食物，让体内酸碱平衡，戒烟戒酒，保持好心态。

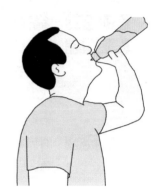

（2）多喝水　除却遗传因素，一天如果能喝2000毫升的白开水，基本可以杜绝膀胱癌的发生，喝水是预防膀胱癌的最有效方法。

（3）随时注意排尿状况，如果有血尿、排便困难、背痛、下腹痛等异常情况应立即入院就诊。

第八节　白血病

白血病，也称作血癌，是一类造血干细胞异常的克隆性恶性疾病。其克隆中的白血病细胞失去进一步分化成熟的能力而停止在细胞发育的不同阶段。在骨髓及其他造血组织中白血病细胞大量增生积聚并浸润其他器官和组织，同时使得正常造血受抑制。

临床表现

1. 急性白血病

（1）气阴两虚　症状为神疲乏力，低热，五心烦热，自汗盗汗，衄血或紫斑，时隐时现，面色不华。舌嫩红，苔薄白，脉细数无力。常见于贫血为主的急性白血病。

（2）热毒炽盛　症状为起病急，壮热口渴，骨节疼痛，肌肤灼热，周身可见瘀点，时有肌衄，鼻衄，齿衄，小便黄赤，大便秘结。舌苔垢腻，脉滑数。常见于以发热为主的白血病。

（3）痰瘀阻结　症状为身微热，面色不华，神疲乏力，颌下、颈部、腋窝痰核，不红不痛，或腹内疤积，骨节疼痛。舌淡紫，苔薄，脉弦滑或弦数。常见于急性淋巴细胞性白血病。

2．慢性白血病

（1）气阴两虚　症状为面色少华，倦怠乏力，眩晕心悸，五心烦热，胁下痞块疼痛，腰膝酸软，自汗盗汗，午后潮热，脉细数。苔薄白，舌嫩红体胖。常见于慢性白血病活动期有贫血表现者。

（2）气滞血瘀　症状为腹胀，胁下疤块显著，或肢体肿块作痛，胸胁胀痛，低热起伏，自汗盗汗，面色晦暗，纳减乏力。舌质淡紫，有瘀斑，脉弦。常见于慢性白血病活动期，复发期。

（3）正虚瘀结　症状为面色萎黄，乏力低热，自汗盗汗，骨痛身痛，左胁下疤块肿大坚硬（脾肿大），体表痰核日益增大，形体消瘦，纳减，或衄血。舌淡紫有瘀斑，或香红光滑，脉细弱或弦细。常见于白血病终末期。

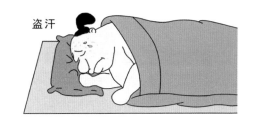

盗汗

茶疗法

（一）沙参玉竹麦冬茶

组　成　沙参15克，玉竹20克，生石膏30克，麦冬15克。

制法用法　将上述材料放入锅中，加水煎汤，去渣取汁即可。代茶频饮，每日1剂。

功效主治　滋阴清热。适用于阴虚内热型白血病。

（二）地胆草茶

组　成　地胆草10克，绿茶2克。

制法用法　将地胆草洗净，与绿茶一同放入杯中，用沸水冲泡，加盖闷10分钟即可。代茶频饮，当日饮完。

功效主治　清热解毒，抗癌。适用于热毒炽盛型白血病。

（三）白花蛇舌草甘草茶

组　成　白花蛇舌草100克（鲜品250克），甘草3克，绿茶3克。

制法用法　白花蛇舌草、甘草分别拣杂、洗净、晾干或晒干，将白花蛇舌草切成小碎段，甘草切成片，一同放入砂锅，加水足量，浸泡30分钟，小火煮沸20分钟，用洁净纱布过滤，去渣，然后将滤汁回入砂锅，加入绿茶，再煮一沸后离火，合上砂锅盖，闷15分钟，代茶饮用，早晚2次分服。

功效主治　清热解毒，抗癌。适用于多种癌症，对慢性白血病尤宜。

（四）西洋参石斛茶

组　成　西洋参5克，石斛30克。

制法用法　将西洋参拣杂、洗净、晒干或烘干，切成片，置于较大容器内，备用。将石斛拣杂，洗净，晾干后切片，放入砂锅，加适量的清水，大火煮沸后，改用小火煮30分钟，用干净的纱布过滤，去渣，收集滤汁盛入放有西洋参饮片的容器中，加盖闷15分钟，即可饮用。代茶频饮，可分上、下午2次；或分数次，代茶饮服。

功效主治　滋阴清胃，生津止咳。适用于阴虚内热型白血病并发口腔炎患者。

注意事项

（1）避免接触过多的X射线和其他有害的放射线，对从事放射工作的人员应做好个人防护，孕妇及婴幼儿应注意避免接触放射线。

（2）防治各种感染，尤其是病毒感染，如C型RNA病毒。

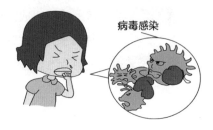

病毒感染

（3）慎重应用某些药物，如氯霉素、保泰松、某些抗病毒药物、某些抗肿瘤药物及免疫抑制剂等，需避免长期使用或滥用。

（4）避免接触某些致癌物质，做好职业防护以及监测工作，如在生产酚、氯苯、硝基苯、香料、药品、农药、合成纤维、合成橡胶、塑料、染料等的过程中，注意避免接触有害、有毒物质。

（5）予以高热量、高蛋白、高维生素易消化的流食，禁食辛辣、刺激性食物。

第十章
养生
茶疗法

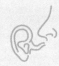

- 美容养颜
- 益气
- 养肝
- 健脾胃
- 补血升白
- 延年益寿

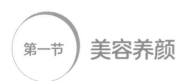

第一节　美容养颜

美容和养颜是密不可分的。只有注重后天的保养才能拥有健康完美的肌肤，方可真正达到容光焕发。

茶疗法

（一）玫瑰花茶（二）

组　成 干玫瑰花6～10克。

制法用法 将干玫瑰花瓣放入茶盅内，倒入沸水，加盖焖片刻。

功效主治 行气和血，疏肝解郁。适用于肝胃气痛，胸胁胀满作痛，胃脘疼痛，嗳气则舒，纳呆不思食等。

（二）首乌茶

组　成 何首乌6克。

制法用法 将何首乌洗净，切薄片，放入杯中，用沸水冲泡片刻即可。

功效主治 补肝肾，益精血，乌须发，强筋骨。适用于年老体虚，筋骨无力，白发衰颜。

（三）玉容茶

组　成 西洋参2克，当归2克，枸杞子2克、，合欢花2克，佛手2克，绿茶5克。

制法用法 用前5味药的煎煮液400毫升泡茶饮用。也可加入蜂蜜。冲饮至味淡。

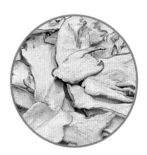

功效主治 补益美颜，润泽肌肤。适用于年老肌肤失润、枯燥。

（四）则天女皇茶

组　成	益母草10克，滑石3克，绿茶3克。
制法用法	用前2味药的水煎剂350毫升泡茶饮用。可加入冰糖。冲饮至味淡。
功效主治	润肤祛斑，消皱。适用于面色晦暗，皮肤干燥，皱纹增多，黑斑。

（五）元宫养颜茶

组　成	何首乌2克，菟丝子2克，肉苁蓉2克，泽泻2克，枸杞子2克，绿茶5克。
制法用法	用前5味药的水煎液400毫升泡茶饮用。可加入冰糖。冲饮至味淡。
功效主治	美发养颜。适用于肝肾不足所致脱发、白发、面容无华。

（六）元朝增颜茶

组　成	冬瓜仁3克，桃仁2克，陈皮2克，绿茶3克，冰糖3克。
制法用法	用前3味药的煎煮液300毫升泡茶饮用，冲饮直至味淡。
功效主治	润肤增艳。适用于面色晦暗，憔悴，有斑点。

（七）红茶柠檬汤

组　成	红茶5克，腌柠檬1只，蜂蜜25克。
制法用法	鲜柠檬、食盐按照2：1比例腌制，阳光下连续曝晒直至柠檬皮皱、果发软，久存备用；上3味按量用沸开水冲泡5分钟，取汁分3次饮。
功效主治	生津解暑，助消化。适用于美容养颜。

（八）乌发童颜茶

组　成	制首乌、生地黄、绿茶各等份。
制法用法	将制首乌洗净、切片，蒸后晒干，生地黄用酒浸洗，这2味置于锅中（忌沾铁器），加水煎煮后取汁即可。
功效主治	滋补肝肾，荣养气血。适用于气血两虚证的体虚衰弱，青少年贫血体弱。

（九）明宫容颜永润茶

| 组　成 | 枸杞子2克，生地黄2克，天冬2克，人参2克，茯苓2克，绿茶5克， |

蜂蜜10克。

制法用法 用前5味药的煎煮液450毫升泡茶，待半温，加入蜂蜜饮用，冲饮至味淡。

功效主治 补气养阴，美肤强身。适用于面色不华，容颜憔悴。

（十）清宫乌须茶

组　成 当归2克，天麻1克，细辛0.5克，没食子0.3克，诃子0.3克，红茶5克。

制法用法 用前5味药的煎煮液300毫升泡茶饮用。可加入蜂蜜。冲饮至味淡。

功效主治 补肾养血，黑发生发。适用于头发早白，脱发。

（十一）清宫生发茶

组　成 何首乌2克，菟丝子2克，牛膝1克，生地黄1克，柏子仁2克，红茶5克。

制法用法 用前5味药的煎煮液400毫升泡茶饮用。可加入蜂蜜。冲饮至味淡。

功效主治 滋补肝肾，生发黑发。适用于少发，脱发，须发早白。

（十二）宫廷美肤茶

组　成 枸杞子2克，龙眼肉2克，山楂2克，菊花2克，橄榄2克。

制法用法 用300毫升开水冲泡后代茶饮用，冲饮至味淡。

功效主治 生血养阴，润肤美容。适用于阴血不足或久病后，面容枯瘦、肌肤无泽。

注意事项

（1）有一个良好的饮食、起居、锻炼等生活习惯。必须时常保持良好的心情。摄取足够的营养。

（2）运动是养颜的一种简单且有效的方法，它主要是通过促进皮肤的血液循环而达到养颜的效果的。

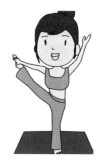

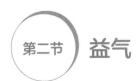

第二节 益气

中医学认为，气是人体维持生命活动的精微物质，又是各脏腑组织的功能表现。因此，气对人体具有十分重要的作用。

茶疗法

（一）强力茶

组　成	茶叶3克，刺五加根茎（切碎，干品）15克，仙鹤草10克，枸杞子7克。
制法用法	将上述材料煎水代茶饮用，每日1剂。
功效主治	益气增力，补肾壮骨。适用于抗疲劳。

（二）鸡血藤二子大枣茶

组　成	鸡血藤30克，枸杞子30克，菟丝子20克，大枣4枚。
制法用法	将上述材料煎水代茶饮用，分2次服，每日1剂。
功效主治	补肾益精养血。

（三）土大黄丹参内金茶

组　成	土大黄30克，丹参15克，鸡内金10克。
制法用法	将上述材料煎水代茶饮用，分2次服，每日1剂。
功效主治	健补脾胃，气血双补，活血祛瘀。

（四）龟甲党参枸杞茶

| 组　成 | 龟甲24克，党参15克，枸杞子12克，鹿角胶12克。 |

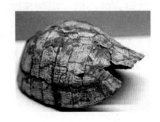

制法用法 将上述材料煎水代茶饮用，分2次服，每日1剂。

功效主治 补肾益精，补气养血。

（五）人参麦冬五味子茶

组　　成 人参（或党参）15克，麦冬12克，五味子6克。

制法用法 将上述材料煎水代茶饮用，分2次服，每日1剂。

功效主治 养阴益气，敛汗生脉。

注意事项

保持良好的作息习惯，尽可能避免熬夜。少吃辛辣或者刺激性食物。积极参加户外运动，放松心情。不宜给自己太大的压力，学会合理减压。

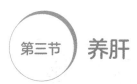

第三节　养肝

养肝，就是保养肝脏的意思，养肝可用糯米、黑米、虫草、高粱、牛肉、鲈鱼、鲫鱼等，可做成汤、粥、茶等美食，可以保护肝脏，让肝脏更健康。

茶疗法

（一）地黄白芍茶

组　　成 熟地黄15克，白芍9克，当归9克，枣仁9克，木瓜9克，炙甘草6克，川芎6克。

制法用法 将上述材料煎水代茶饮用。

功效主治 养血补肝。

（二）柴胡当归茶

组　成 柴胡30克，当归30克，白术30克，白芍30克，茯苓30克，炙甘草15克。

制法用法 上述材料共为细末，每服6克，煨生姜9克，薄荷少许同煎服。

功效主治 疏肝解郁，健脾养血。

（三）枸杞子红茶

组　成 红熟枸杞子、红茶、干面粉各适量。

制法用法 将红熟枸杞子与干面粉制成剂子，用擀面杖擀作饼样，或捣糊成饼，晒干，为细末；每剂用30克红茶末，60克枸杞子末，煎汤饮服。

功效主治 补肝明目，滋肾润肺。

（四）金钱草柴胡茶

组　成 金钱草5克，柴胡3克，茉莉花茶2克。

制法用法 上述3味放入茶杯中，用250毫升开水冲泡，加盖闷10分钟，冲饮至味淡。

功效主治 清利湿热，疏肝利胆。

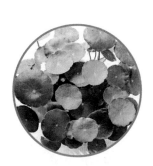

（五）沙参玉竹茶

组　成 沙参10克，麦冬15克，生地黄15克，玉竹5克，冰糖3克。

制法用法 将上述材料煎水代茶饮用，分2次服，每日1剂。

功效主治 疏肝滋肝，益胃生津。

（六）双木耳茶

组　成 白木耳10克，黑木耳10克。

制法用法 用温水泡发并洗净，放入小碗中，加水和冰糖，隔水蒸烂即可。一次或分次食用。

功效主治 清热平肝降压。

注意事项

保持良好的作息习惯，尽可能避免熬夜。少吃辛辣或者刺激性食物。积极参加户外运动，放松心情。不要给自己太大的压力，学会合理减压。

第四节　健脾胃

健脾，中医名词，指健运脾气的一种治法。适用于脾气虚弱，运化无力导致的脘腹胀满、大便溏泄、食欲不振、肢倦乏力等症。

茶疗法

（一）金钱草杜仲茶

组　　成　金钱草5克，杜仲3克，木通1克，花茶2克。

制法用法　上述材料用250克开水冲泡，加盖闷10分钟，冲饮至味淡。

功效主治　利水浊，健脾肾。

（二）当归白芍茶

组　　成　当归12克，白芍12克，黄芪24克，炙甘草3克。

制法用法　将上述材料煎水代茶饮用，一日2～3次。

功效主治　补虚劳，安神志，养胃益精。

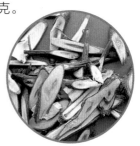

（三）茯苓桂枝白术茶

组　　成　茯苓5克，桂枝3克，白术3克，甘草

3克，花茶2克。

制法用法 上述材料用300克开水冲泡，加盖闷10分钟，冲饮至味淡。

功效主治 健脾运湿，温化痰饮。

（四）茯苓猪苓泽泻茶

组　成 茯苓5克，猪苓3克，泽泻3克，白术3克，桂枝3克，花茶5克。

制法用法 用400毫升水煎煮茯苓、猪苓、泽泻、白术、桂枝直至水沸，冲泡花茶后饮用。

功效主治 化气利水，健脾祛湿。

（五）白术半夏丁香茶

组　成 白术5克，半夏3克，生姜3克，丁香1克，花茶2克。

制法用法 上述材料用300毫升开水冲泡，加盖闷10分钟，冲饮至味淡。

功效主治 健脾止泻。

（六）谷芽茶

组　成 谷芽5克，花茶2克。

制法用法 上述材料用250毫升水煎煮谷芽至水沸后，冲泡茶饮用。

功效主治 健脾开胃，和中消食。

注意事项

　　针对脾胃虚弱、脾胃不和之证，宜采用补益脾气，调和脾胃之气，达到脾升胃降的治法。适用于胃脘痞满，隐痛绵绵，食入不化，便溏等。常用药物包括人参、白术、茯苓、木香、砂仁等。代表方剂有香砂六君子汤。

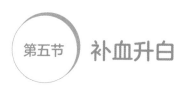

第五节 补血升白

饮茶的补血作用，主要表现在升高白细胞（简称"升白"）的功能。

茶疗法

（一）人参固本茶

组　　成 人参120克，天冬240克，麦冬240克，生地黄240克，熟地黄240克。

制法用法 原方药量用1/20是1日量，后4味药捣碎，纳入热水瓶中，用适量沸水冲泡，盖闷20分钟。人参片另用保温杯冲泡，与前药茶兑服，最好人参渣也频频嚼咽。

功效主治 益气养阴，扶正固本。适用于中老年人气阴两亏，津血不足，体瘦乏力，或伴肺气肿而见咳喘。老慢支久咳不愈，动则气喘吁吁，精神不振，时有咽燥。

（二）何首乌松针乌龙茶

组　　成 何首乌18克，松针30克，乌龙茶5克。

制法用法 将首乌、松针用水煎沸20分钟，去渣，用沸烫药汁冲泡乌龙茶5分钟，不拘时饮用，每日1剂。

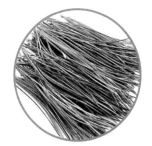

功效主治 滋阴补血，补精益血，扶正祛邪。

（三）首乌防风薄荷茶

组　　成 何首乌5克，防风3克，薄荷3克，绿茶1克。

制法用法 上述前2味加水煎取300克药汁，冲泡薄荷、绿茶，冲饮至味淡。

| 功效主治 | 滋阴补血，祛风解毒。 |

（四）枸杞龙胆草茶

组　　成	枸杞子5克，龙胆草2克，冰糖10克。
制法用法	上述4味用250毫升开水冲泡，加盖闷10分钟，冲饮至味淡。
功效主治	滋阴补血，补肝除湿。

注意事项

保持良好的作息习惯，尽可能避免熬夜。少吃辛辣或者刺激性食物。积极参加户外运动，放松心情。不要给自己太大的压力，学会合理减压。

第六节　延年益寿

长生并非不死，仅是延长生命，活得更长些，也就是传统所谓"延年益寿"的意思。

茶疗法

（一）龟鹿二仙茶

| 组　　成 | 龟板2克，鹿角2克，人参3克，枸杞子5克，红茶5克。 |
| 制法用法 | 用350毫升水煎煮鹿角、龟板、人参直至水沸15~30分钟，冲泡枸杞子、红茶饮用。可加入蜂蜜。冲饮至味淡。 |

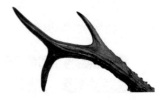

| 功效主治 | 滋精补血,益气提神。适用于中老年气血虚弱。 |

(二)神仙寿茶

组 成	人参3克,牛膝2克,杜仲2克,巴戟天2克,枸杞子2克,红茶5克。
制法用法	用500毫升水煎煮上述材料至水沸10~15分钟,即可冲泡红茶饮用。可加入蜂蜜。冲饮至味淡。
功效主治	滋补气血,养精益脑。适用于中老年体弱。

(三)延寿茶

组 成	远志2克,巴戟天2克,山药2克,菟丝子2克,五味子2克,红茶10克。
制法用法	用500毫升水煎煮上述材料至水沸10~15分钟,冲泡红茶饮用。可加入蜂蜜。冲饮至味淡。
功效主治	延年益寿,益智宁神。适用于中老年体虚神衰。

(四)求真茶

组 成	苍术2克,人参2克,淫羊藿2克,泽泻2克,鹿茸0.5克,红茶5克。
制法用法	用500毫升水煎煮上述材料至水沸10~15分钟,泡茶饮用。可加入蜂蜜。冲饮至味淡。
功效主治	补阳祛湿,强身壮体。适用于中老年体胖痰湿壅盛,性功能低下。

(五)延年茶

组 成	覆盆子2克,杜仲2克,石斛2克,续断2克,五味子2克,红茶10克。
制法用法	用500毫升水煎煮上述材料至水沸10~15分钟,泡茶饮用。可加入适量蜂蜜。冲饮至味淡。
功效主治	养生延年,益智健脑。适用于中老年体弱神衰健忘。

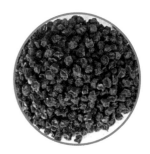

(六)真人茶

| 组 成 | 茯苓2克,熟地黄2克,菊花2克,人参2克,柏子仁2克,红茶5克。 |

制法用法 用500毫升水煎煮上述材料至水沸10~15分钟，冲泡红茶饮用。也可以去茶以煎液代茶饮。可加蜂蜜。冲饮至味淡。

功效主治 补脏益智，安神。适用于补脏益智，安神。

（七）童春茶

组　　成 菟丝子3克，牛膝2克，茯苓2克，续断2克，山药2克，红茶10克。

制法用法 用500毫升水煎煮上述材料至水沸10~15分钟，冲泡红茶饮用。可加入蜂蜜。冲饮至味淡。

功效主治 补脾肾，益精神。适用于中老年体弱多病。

（八）延龄茶

组　　成 菟丝子2克，肉苁蓉2克，枸杞子2克，山茱萸2克，覆盆子2克，红茶10克。

制法用法 用上述材料的煎煮液500毫升泡红茶饮用。可加入蜂蜜。冲饮至味淡。

功效主治 滋补肝肾，延年增智。适用于中老年肝肾不足，房事渐衰。

注意事项

保持良好的作息习惯，尽可能避免熬夜。少吃辛辣或者刺激性食物。积极参加户外运动，放松心情。不要给自己太大的压力，学会合理减压。

参考文献

[1] 张景. 图说中国茶: 鉴茶. 泡茶. 茶疗一本全 [M]. 北京: 中医古籍出版社, 2015.

[2] 孙树侠, 邵曙光, 健康养生堂编委会. 本草纲目药茶养生速查全书 [M]. 南京: 江苏科学技术出版社, 2014.

[3] 邓沂, 吴玲燕. 茶饮与药酒方集萃 [M]. 北京: 人民卫生出版社, 2018.

[4] 孙丽霞. 药茶700方 [M]. 北京: 金盾出版社, 2013.

[5] 宋全林. 图解家庭实用药茶 [M]. 北京: 中医古籍出版社, 2016.

[6] 徐峰. 药茶药酒药膳对症疗方 [M]. 广州: 广东科技出版社, 2015.